CONSIDÉRATIONS PRATIQUES

SUR LES

RÉTRÉCISSEMENS

DU CANAL DE L'URÈTRE,

SUIVIES

D'UN ESSAI SUR LES TUBERCULES,

D'APRÈS LES

TRAVAUX CLINIQUES LES PLUS RÉCENS
DE M. LE PROFESSEUR LALLEMAND;

PAR M. F. A. EUGÈNE BERMOND,

CHIRURGIEN-CHEF-INTERNE DE L'HÔTEL-DIEU-SAINT-ÉLOI DE MONTPELLIER,
EX-CHEF DE CLINIQUE CHIRURGICALE, PAR CONCOURS, DE LA FACULTÉ
DE MÉDECINE; EX-VICE-PRÉSIDENT DE LA SOCIÉTÉ CHIRURGICALE D'ÉMU-
LATION; PROFESSEUR PARTICULIER D'ANATOMIE, ETC.

MONTPELLIER.

Louis CASTEL, Libraire-Éditeur, Grand' , N° 32.

PARIS.

GERMER-BAILLIÈRE, Libraire, rue de l'École
de Médecine, N° 13 *bis*.

BRUXELLES.

J.-B. TIRCHER, au Dépôt de la Librairie médicale française,
rue de l'Étuve, N° 20.

1837.

120

T d 16.

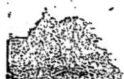

T 3667.
Q. 4.

CONSIDÉRATIONS PRATIQUES

SUR LES

RÉTRÉCISSEMENS

DU CANAL DE L'URÈTRE,

SUIVIES

D'UN ESSAI SUR LES TUBERCULES.

CONSIDÉRATIONS PRATIQUES

SUR LES

RÉTRÉCISSEMENS

DU CANAL DE L'URÈTRE,

SUIVIES

D'UN ESSAI SUR LES TUBERCULES,

D'APRÈS LES

TRAVAUX CLINIQUES LES PLUS RÉCENS
DE M. LE PROFESSEUR LALLEMAND;

PAR M. F. A. EUGÈNE **BERMOND**,

CHIRURGIEN CHEF-INTERNE DE L'HÔTEL-DIEU-SAINT-ÉLOI DE MONTPELLIER,
EX-CHEF DE CLINIQUE CHIRURGICALE, PAR CONCOURS, DE LA FACULTÉ
DE MÉDECINE, EX-VICE-PRÉSIDENT DE LA SOCIÉTÉ CHIRURGICALE D'ÉMU-
LATION, PROFESSEUR PARTICULIER D'ANATOMIE, DE MÉDECINE ET DE
CHIRURGIE, ETC.

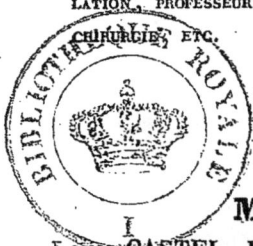

—

MONTPELLIER.

Louis CASTEL, Libraire-Éditeur, Grand'rue, N° 32.

PARIS.

GERMER-BAILLIÈRE, Libraire, rue de l'École
de Médecine, N° 13 *bis.*

1837.

A Monsieur F. LALLEMAND,

PROFESSEUR DE CLINIQUE CHIRURGICALE A LA FACULTÉ DE MÉDECINE DE MONTPELLIER, CHIRURGIEN EN CHEF DE L'HÔPITAL St-ÉLOI, MEMBRE DE LA LÉGION D'HONNEUR, ETC., ETC.

Monsieur,

Les fonctions que j'exerce à l'Hôtel-Dieu-Saint-Éloi m'ont permis d'être le témoin assidu d'un grand nombre de faits instructifs, que vous avez rendus féconds en résultats utiles pour la science. Possesseur de matériaux précieux dont votre Enseignement clinique a fait ressortir la haute portée, je m'estime

heureux d'avoir été encouragé par vous
à les publier.

L'Opuscule que je vous dédie en ce
jour, contient, dans un 1er Mémoire, le
résumé des intéressans travaux que vous
avez naguère ajoutés à ceux dont vous
aviez enrichi l'histoire des Rétrécissemens de l'urètre. J'ai essayé d'exposer
avec exactitude les modifications que
l'expérience et de nouveaux faits vous
ont conduit à adopter sur divers points
de théorie et de pratique.

Le 2e Mémoire renferme la doctrine
que vous professez sur la Tuberculisation.

Je saisis avec empressement cette
occasion pour vous remercier person-
nellement de la bienveillance avec laquelle vous faites participer ceux qui
vous entourent, à une association large
et désintéressée de vos idées. En méde-

cine, de même que dans les sciences morales et politiques, vous aimez et défendez avec énergie l'indépendance et l'activité dans la communication des opinions, parce qu'en elles se trouve la condition du progrès et des découvertes utiles à l'humanité. Aux sentimens de l'estime publique que vous a valu depuis long-tems l'élévation de vos pensées, je me fais un devoir d'ajouter le témoignage de ma reconnaissance et de mon dévouement, pour les soins que vous avez bien voulu donner à mon instruction et pour les bontés dont vous m'avez honoré.

E. BERMOND.

PREMIER MÉMOIRE.

CONSIDÉRATIONS PRATIQUES

SUR LES

RÉTRÉCISSEMENS

DU CANAL DE L'URÈTRE.

MALGRÉ les publications nombreuses et importantes qui ont paru dans ces derniers tems sur les rétrécissemens de l'urètre, tout n'a pas été dit sur les méthodes thérapeutiques qui leur conviennent. Certes, on n'accusera pas la pénurie des procédés imaginés jusqu'à ce jour, ni celle des instrumens qui ont été préconisés et soumis eux-mêmes, plus tard, à des modifications diverses. A la méthode de la dilatation sont venus se rallier le cathétérisme forcé de M. Mayor et les injections de

vive force de Sœmmering, Bruninghausen,
de MM. Amussat, Citadini et Serres d'Uzès.
Aux incisions concentriques ou externes ap-
partiennent les procédés et les instrumens de
MM. Eckstrom, Arnott, Groniser et Cox. On
connaît encore ceux de Dorner, de MM. Phy-
sick, Ashmead; les urétrotomes de MM. Amussat et Dieffenbach pour les scarifications du
canal, proposées par M. Despiney de Bourg.
M. Lallemand, en modifiant d'une manière si
utile les porte-caustiques de Ducamp, a trouvé des imitateurs dans MM. Ségalas et Pas-
quier. Tout récemment, à la place du nitrate
d'argent, M. Wathely a voulu employer,
comme caustique, la potasse, et M. Jobert de
Lamballe, l'alun calciné. Parmi ces innova-
tions, il en est qui sont peu heureuses ou
dépourvues encore de la sanction de l'expérience. Le plus petit nombre a pris une place
définitive dans la thérapeutique des rétrécissemens. Notre but n'est pas d'en faire ici une
appréciation comparative. Ce sera assez pour
nous de donner un rapide résumé des progrès
récens qu'a imprimés M. le Pr Lallemand à
une partie de la science sur laquelle il a jeté
tant de lumières. Le nombre considérable de
malades que lui attire une juste célébrité, ne

pouvait manquer de lui inspirer des vues nouvelles. Aussi serait-ce vainement qu'on irait puiser dans son ouvrage (1) l'inventaire de ses opinions et de ses ressources thérapeutiques. On ne le trouverait pas davantage dans les écrits les plus récens où son nom se trouve mêlé. La multitude de faits qui se sont passés sous nos yeux à l'Hôtel-Dieu-St-Éloi, nous a excité à remplir cette lacune, en insistant sur les divers points de l'histoire dés rétrécissemens où la pratique du professeur de Montpellier est empreinte d'un caractère spécial. Si l'on est surtout d'accord aujourd'hui pour se plaindre de l'obscurité qui règne dans le choix des méthodes convenables aux diverses espèces de coarctations, on verra par la seule distribution de notre travail, combien les travaux cliniques de M. le Pr Lallemand tendent avec bonheur à la solution de ce problème difficile. Les faits qui justifient la préférence accordée à des moyens curatifs spéciaux dans les différentes catégories, ont été semés en petit nombre ou analysés brièvement, afin de ne pas donner trop d'extension

_____

(1) Observations sur les maladies des organes génito-urinaires. Paris—1827—2 vol. in-8°.

à un simple aperçu des idées que les occupa-
tions de M. Lallemand ne lui ont pas encore
permis de populariser.

CHAPITRE I.

Il est convenu aujourd'hui de refuser le
nom de rétrécissement aux compressions de
l'urètre exercées par des tumeurs diverses qui
lui sont extérieures, de même qu'aux obstacles
apportés à l'émission des urines par la présence
de corps étrangers engagés dans le canal. En
élaguant ces simples modifications de calibre,
sans diminution réelle de capacité, on peut
élever en proposition générale, que presque
toujours les rétrécissemens de l'urètre sont le
résultat immédiat ou éloigné d'une inflammation. L'exception ne porte que sur les
rétrécissemens spasmodiques, bien que leur
coïncidence fréquente avec une phlogose plus
ou moins vive ait conduit Béclard à les comprendre dans les inflammatoires.

On peut assister en quelque sorte au mécanisme de la formation des rétrécissemens, en
observant ceux qui se développent au méat
urinaire. Tantôt ce sont des ulcérations véné-

riennes de cet orifice dont les bords entraînés
par un effort de cicatrisation, viennent se
confondre dans une étendue variable. Tantôt,
sous l'influence d'une simple phlogose qui a
déterminé dans l'extrémité du gland une augmentation de sensibilité, de volume et d'afflux
sanguin, la congestion, après avoir duré un
certain tems, laisse dans le tissu où elle s'est
opérée, une matière gelatino-albumineuse qui
s'épaissit, s'organise et constitue un tissu nouveau. En saisissant avec les extrémités des doigts
la portion correspondante au méat, on sent
que le tissu qui entre dans sa composition est
devenu presque corné: c'est une sorte de noyau
dur entourant l'orifice en manière d'anneau
plus ou moins épais, se prolongeant quelquefois dans l'intérieur en forme d'entonnoir, et
contrastant par sa coloration blanchâtre autant que par sa consistance avec l'aspect rosé
et la souplesse élastique du reste du gland.
Dans ces deux variétés de rétrécissemens, c'est
toujours en définitive un tissu induré, une
cicatrice, que l'on observe. C'est un effet
identique revêtant seulement deux formes différentes. Nous reviendrons plus tard sur la
description de ces rétrécissemens du méat
urinaire, un peu trop négligée jusqu'à ce jour.

Les phénomènes qui viennent d'être exposés
ne diffèrent en rien de ceux qui président à la
formation des rétrécissemens situés dans un
point quelconque de la longueur du canal.
Partout, de même qu'au méat, ils ont une
seule et même origine, l'inflammation. Ils en
traduisent la dernière période, en se rangeant
sous deux catégories. Dans la première, sont
les cicatrices proprement dites; à la seconde
se rallient les indurations diffuses.

1° Les *cicatrices proprement dites* succèdent
à des ulcérations dont l'existence est démon-
trée à la fois par les symptômes qui leur sont
spéciaux et par l'inspection anatomique. Elles
peuvent être aussi la conséquence d'une rupture du canal, soit accidentelle, soit provoquée d'une manière violente, lors des manœuvres brutales exercées sur la verge par des im-
prudens atteints de chaudepisses dites *cordées*.
On sait que dans ces blennorrhagies intenses,
la vivacité des douleurs est due à l'impossibilité où est le tissu de l'urètre de se dilater et
de s'alonger dans la même proportion que le
corps caverneux. Il est en effet enflammé, ramolli, infiltré, etc.; comment s'étonnerait-on
dès-lors que, soumis à une aussi rude épreuve,
il soit le siége d'une déchirure à laquelle il

serait beaucoup moins exposé, s'il avait conservé sa souplesse et son élasticité. Il est fréquent, dans ces circonstances, d'observer une hémorragie, ou une infiltration sanguine du tissu cellulaire environnant le canal, accompagnée d'inflammations énergiques auxquelles peuvent succéder l'infiltration urineuse et la gangrène.

2° Les *indurations diffuses*, quelle que soit la portion de l'urètre où elles aient leur siége, déterminent de la même manière encore qu'au méat, des rétrécissemens dont la forme est circulaire si l'inflammation a envahi toute la circonférence d'un point donné du canal, tandis qu'elle se réduit à des portions de cercle de longueur et de saillie diverses, ou devient longitudinale d'après la même corrélation avec les limites de la phlogose préexistante.

Les rétrécissemens qui ne sont pas la conséquence de blennorrhagies aiguës ou chroniques, sont excessivement rares. Toutefois, il nous a été permis d'en observer un certain nombre dus à de simples inflammations accidentelles. Sans parler de ceux que nous avons vu succéder à des excès de table et accompagnés de rétention complète d'urine, nous mentionnerons le fait curieux d'un fou épilep-

tique, qui fut reçu dans les salles de M. Lallemand, pour une coarctation très forte située
vers le milieu du canal. Elle était manifestement le résultat, chose remarquable, de l'u-
sage des sondes à demeure, auquel on avait
soumis cet idiot un an auparavant, pour s'opposer à une manie indomptable de masturbation.
M. Lallemand a encore traité un malade, âgé
de trente ans, affecté d'un rétrécissement qui
ne put être franchi avec la sonde la plus déliée,
et de fistules urétro-périnéales qui donnaient
passage à toute l'urine. Ces désordres avaient
succédé à une violente inflammation du canal,
déterminée par les excès immodérés de coït
auxquels se livra cet homme à l'époque de son
mariage qu'avait précédé une abstinence absolue des plaisirs sexuels.

D'après ce qui précède, reconnaissons que
toutes les inflammations, l'inflammation blennorrhagique surtout à cause de son extrême
fréquence, sont susceptibles de déterminer des
rétrécissemens et en sont la cause unique.

CHAPITRE II.

Les symptômes des rétrécissemens ont été si bien décrits généralement par les écrivains modernes, que rien ne semblerait, au premier coup-d'œil, pouvoir être ajouté au tableau qu'ils en ont tracé. Cependant nous signalerons des cas qui ont offert, sous ce rapport, des circonstances insolites et qui ont donné lieu à d'étranges méprises.

Dans l'ouvrage de M. Lallemand sur les maladies des organes génito-urinaires (observ. 6, p. 238), chacun a pu lire le fait remarquable d'un rétrécissement accompagné de symptômes tellement propres à faire supposer une paraplégie subordonnée à une affection de la moelle épinière, que des praticiens d'un grand renom avaient été induits en erreur. Nous devons ajouter à ce cas le suivant qui ne fait pas moins d'honneur à là sagacité du professeur de Montpellier.

Un colonel Russe vint, il y a cinq ans environ, à Montpellier, après avoir consulté divers praticiens de tous pays, qui s'étaient accordés à le considérer comme hydropique. La maladie avait commencé quatre années auparavant

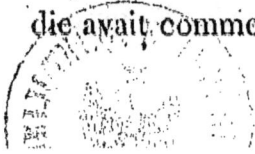

par des fièvres intermittentes, contre lesquelles furent employés le quinquina et les autres
fébrifuges connus. Dans cet état présumé
d'ascite, le Colonel s'adressa à M. Lallemand
et lui communiqua de nombreuses consulta-
tions écrites, dans lesquelles les uns attribuaient
le mal à une constipation opiniâtre, les autres
à une incontinence d'urine, etc. Il y était surtout question de paralysie de la vessie, parce
que l'émission de l'urine ne se faisait habituellement que goutte à goutte. Le ventre était
énorme et présentait à la percussion une fluctuation manifeste : naguère encore on avait
proposé la paracentèse. M. Lallemand finit par
vaincre les répugnances qu'avait le Colonel
pour le cathétérisme, et s'aperçut alors que
le gland, le prépuce et le fourreau de la verge
qui était tenue constamment dans le col d'un
urinoir métallique fixé à la cuisse, se trouvaient enflammés et ulcérés. Ne pouvant arriver
avec une sonde d'argent ordinaire dans la vessie, il eut recours à des sondes de plus en
plus petites : celle qui parvint à franchir le
rétrécissement dont le siège était tout-à-fait
au col, avait le plus mince calibre. Il sortit
aussitôt un jet d'urine très fin qui ne cessa
qu'au bout d'une heure et demie. La quantité

du liquide évacué fut très considérable, puisqu'il fallait non-seulement que la vessie se vidât,
mais que les urétères dilatés eux-mêmes et les
reins se dégorgeassent. La sonde fut laissée
en place et remplacée le soir par une autre en
gomme élastique du même volume, à laquelle
en succédèrent de nouvelles progressivement
plus fortes; au bout de trois jours, le canal
en admettait une du plus grand diamètre. Elle
fut retirée le lendemain, et l'excrétion de l'u-
rine se fit en pleine liberté. Pendant la durée
de cette dilatation, le malade n'eut pas la moindre fièvre; cependant, il avait gardé quatre
années consécutives des accès de fièvre inter-
mittente rebelles à tous les fébrifuges. A peine
la liberté du canal fut-elle restituée qu'il s'o-
péra une révolution complète dans le moral de
cet homme qui jusque-là était hypocondriaque,
enclin au suicide, ennemi de la joie des autres.
Il avait supporté l'existence avec le sentiment
d'amertume qui n'est que trop fréquemment
l'apanage des affections des organes génito-urinaires, et qui a sa source dans la privation anti-
cipée des fonctions génératrices. Cette disposition mentale disparut comme par enchantement;
l'usage du tabac qui avait été pour le Colonel
une sorte de passion, et auquel il avait renoncé.

par dégoût durant sa maladie, devint de nouveau pour lui un besoin qu'il satisfit avec
délices. Son appetit s'était tellement accru qu'il
multipliait ses repas fort au-delà de l'usage
ordinaire, et qu'au bout de deux mois un
embonpoint notable prit la place du marasme
auquel il avait été réduit. Le cathétérisme
pratiqué avant son départ témoigna que le
canal était parfaitement libre.

L'observation suivante que nous avons re-
cueillie en 1834, ne donnera pas une plus
faible idée des effets graves qui peuvent être
la conséquence d'un rétrécissement.

Saury, soldat congédié du 6e régiment de
ligne, avait eu en 1822 une blennorrhagie qui
ne fut qu'imparfaitement guérie, et se renou-
vela avec intensité à diverses reprises, accompagnée de gêne dans l'excrétion urinaire. Cinq
ans plus tard, une sonde qu'on introduisit dans
l'urètre occasiona de très vives douleurs et
des abcès urineux au périnée, bien qu'elle
n'eût pas été laissée à demeure. Au commencement de l'année 1833, il se manifesta un
gonflement inflammatoire de la verge : les abcès du périnée, qui s'étaient cicatrisés, se
rouvrirent et il s'en établit de nouveaux. Les
symptômes s'amendèrent une seconde fois, mais

reprirent, en janvier 1834, une gravité plus
grande encore. La verge devint le siége d'une
phlogose violente et d'une infiltration urinaire.
Les tégumens de cet organe et une partie des
corps caverneux furent envahis en peu de tems
par la gangrène : des escarres considérables se
formèrent, et leur élimination incomplète fut
achevée par le bistouri. Soumis à notre examen
le 24 janvier, Saury est taciturne, morose,
miné par un profond chagrin : c'est avec beaucoup de peine que l'on peut obtenir de lui les
renseignemens précités. Une teinte jaune-paille
est répandue sur toute la peau. La verge est
réduite à une sorte de moignon irrégulier dont la
surface secrète une suppuration exhalant l'o-
deur caractéristique des plaies gangréneuses.
Une pellicule bouche l'extrémité antérieure du
canal. A la région iliaque gauche existent plusieurs ouvertures fistuleuses à travers lesquelles, des pressions méthodiques faites au
voisinage, font fluer de l'urine. A l'entour de
ces ouvertures, les tégumens, d'un rouge
violacé, sont parsemés de phlyctènes noirâtres ;
dans quelques endroits la gangrène est plus
avancée. Pendant son séjour à l'hôpital, Saury
se refuse obstinément à toutes les manœuvres
que veut tenter M. Lallemand contre l'obstacle

placé à l'orifice de l'urètre. Réduit à un marasme squelettique, le malade s'éteint le 26
février 1834.

A l'autopsie on reconnaît que le méat urinaire est oblitéré, comme du reste on l'avait
observé durant la vie, par une sorte de
pellicule percée de petits trous, et qu'il existe
une rupture du canal de l'urètre dans la portion membraneuse. Les orifices des canaux
éjaculateurs sont tellement dilatés qu'un ca-
theter ordinaire dont on venait de se servir
pour des opérations de taille sur des cadavres,
s'étant trouvé sous la main, on l'y introduit
sans trop de difficultés. La muqueuse de la
vessie est rouge et violacée; ses parois ont
acquis une épaisseur quatre fois plus grande
qu'à l'état normal; l'urine qu'elle contient est
purulente. Les uretères distendus égalent le
volume du petit doigt. La membrane interne
de ces conduits est d'un rouge foncé comme
celle de la cavité vésicale. Le rein gauche a
son parenchyme sain, mais la muqueuse du
bassinet est très injectée : dans le rein droit
existe une multitude de petits foyers purulens.

On peut concevoir d'après cet examen des
parties, comment les choses se sont passées.
Par suite de l'obstacle apporté à l'excrétion uri-

naire par l'oblitération du méat, une crevasse s'est opérée dans la portion membraneuse de l'urètre que des dispositions anatomiques bien connues rendent éminemment propre à subir une déchirure. Celle-ci a dû d'abord consister en un simple éraillement qui est devenu la source d'infiltrations successives d'urine. Ce liquide a remonté à gauche le long des branches ascendante de l'ischion et descendante du pubis, s'est ramassé en grande quantité, puis a reflué sous les tégumens de la verge dont elle a déterminé la gangrène. D'une autre part, l'hypertrophie de la vessie a été la conséquence des efforts que la tunique musculeuse a été obligée d'exécuter presque continuellement pour se débarasser de son contenu. Mais en même tems que l'accumulation constante de l'urine a exagéré la nutrition de la vessie, elle a déterminé la phlogose dont les traces ont été rencontrées dans ce réservoir. De celui-ci, l'inflammation s'est propagée aux urétères et de-là jusqu'aux glandes rénales. On voit ici jusqu'à quelle hauteur du système urinaire s'est étendue l'influence d'une distension produite par un obstacle situé au gland. C'est un exemple remarquable sous ce rapport. Une partie des effets de cette distension s'est

fait ressentir du côté des canaux éjaculateurs,
et l'on s'explique comment des rétrécissemens
anciens de l'urètre peuvent produire des pol-
lutions involontaires par la propagation de l'inflammation de la muqueuse urétrale à celle des
organes spermatiques. Aussi l'état de dilatation
extraordinaire dans lequel on a trouvé les
conduits éjaculateurs chez le même sujet fait-il
présumer qu'il avait dû éprouver des pertes
séminales abondantes, lesquelles ont amené probablement à leur suite cette morosité chagrine
qui l'a rendu hostile à tous les soins de l'art.
Et cependant le rôle du chirurgien dans le cas
actuel était fort simple, il suffisait de donner un
coup de lancette à la pellicule mince placée à
l'extrémité antérieure du canal, d'autant plus
qu'aucun rétrécissement n'a été rencontré ailleurs; mais, toutes les fois que M. Lallemand
se disposait à le faire, le malade se refusait
à ce qu'on touchât à sa verge.

La susceptibilité des organes spermatiques à
se laisser affecter, à l'occasion des rétrécissemens de l'urètre, est suffisamment attestée
par l'observation qu'on vient de lire. Elle s'est
révélée dans ses divers degrés par d'autres
faits assez nombreux que nous avons recueillis
durant ces dernières années, dans le service

de M. Lallemand. Un capitaine Corse atteint d'un rétrécissement très long et très étroit, accusait sans cesse une douleur sourde et une pesanteur incommode dans les deux testicules. D'autres malades ont présenté dans des circonstances analogues, des gonflemens testiculaires inflammatoires suivis ou non de suppuration. Cette phlogose dont le mode de propagation et les effets sur les fonctions des organes spermatiques ont été si bien étudiés par M. Lallemand, s'annonce par une douleur et une tuméfaction de leurs cordons suspenseurs. L'orchite est tantôt très aiguë, tantôt remarquable par la lenteur chronique de sa marche.

Si les testicules sont fréquemment exposés à des irritations sympathiques, faut-il s'étonner que celles-ci puissent se propager par voie de contiguïté à la tunique vaginale et en augmenter l'exhalation ? Cette extension s'est reproduite sous nos yeux chez plusieurs malades affectés d'hydrocèles consécutives à des rétrécissemens. La guérison de ces hydrocèles a suivi celle de l'obstacle du canal, au sort duquel elles étaient étroitement liées.

Nous terminerons ces considérations relatives à la symptomatologie des coarctations de l'urètre, en faisant remarquer que, s'il est

arrivé de méconnaître certaines d'entr'elles,
lors même que leurs effets étaient portés au
plus haut degré, on rencontre, dans d'autres
circonstances, des rétentions graves d'urine
dûes à des causes bien éloignées de celles
qu'on se croyait en droit de supposer. Nous
citerons l'exemple d'un maître-emballeur qui,
atteint d'une très grande difficulté dans l'excrétion des urines et des matières fécales, fut
cautérisé quinze fois inutilement par divers
praticiens. Il ne pouvait rendre une goutte
d'urine, sans l'introduction préalable d'une
sonde, lorsqu'il vint à Montpellier trouver
M. Lallemand qui ne découvrit aucune altération dans les voies urinaires, malgré l'exploration la plus attentive. La sonde pénétrait
avec la plus grande facilité dans la vessie; il
n'y avait pas le moindre gonflement à la prostate. La constipation étant aussi opiniâtre que
l'émission des urines était laborieuse, on aurait
pu songer à une fissure anale, si cette idée
n'avait été éloignée par l'absence de ses symptômes ordinaires, tels que cuissons ardentes
ressenties à l'anus pendant l'introduction du
doigt, etc. Ce ne fut qu'après six jours d'ex-
plorations diverses, que M. Lallemand parvint
à découvrir dans un repli de la muqueuse

anale, cachée entre deux hémorrhoïdes, une
légère excoriation saignante. L'incision des
sphincters fut opérée, et le jour même le
malade urina et rendit ses selles avec toute
la facilité désirable. On peut lire les détails de
ce fait dans le livre de M. Lallemand sur les
pertes séminales involontaires. (Observ. n° 42).

CHAPITRE III.

Diverses méthodes ont été tour-à-tour pré-
conisées pour obtenir la guérison des rétrécissemens de l'urètre. La dilatation, l'incision,
la cautérisation ont eu leurs partisans exclusifs.
Hâtons-nous de dire, de la manière la plus
formelle, qu'aucune espèce de traitement ne
peut ni ne doit être employé avec une préférence exclusive. L'expérience démontre tous
les jours que c'est de la nature elle-même des
différentes espèces de strictures que dérivent
les méthodes thérapeutiques. Nous allons exposer successivement pour chaque variété de
rétrécissemens, les procédés opératoires qui
lui sont le mieux appropriés et dont les succès
ont sanctionné la valeur.

§ I.

Les rétrécissemens dont nous devons naturellement nous occuper en premier lieu, sont ceux qui se forment à l'orifice du canal de l'urètre. Rarement graves, il en est cependant qui le deviennent à un point extraordinaire, comme le prouve l'observation de Saury citée plus haut.

C'est principalement à la suite des ulcérations vénériennes que se manifestent les coarctations du méat urinaire. Il s'en est présenté des exemples dans la pratique de M. Lallemand, et entr'autres, celui d'un notaire âgé de 72 ans, qui s'était livré à de grands excès de coït, et avait contracté à diverses reprises la syphilis. L'ouverture antérieure du canal de l'urètre, occupée par un chancre, avait subi une diminution progressive de calibre, et plus tard, une oblitération complète. Le gland s'était gonflé, enflammé et perforé d'une multitude de petits pertuis par lesquels s'échappait l'urine : on ne pouvait mieux le comparer qu'au bec d'un arrosoir. M. Lallemand, après avoir agrandi d'un coup de lancette celle des ouvertures qui se rapprochait le plus de la

direction du canal, parvint ainsi à introduire
une sonde d'un gros calibre : elle pénétra facilement jusqu'à la vessie. En moins de quinze
jours tous les autres orifices fistuleux furent
cicatrisés et le gland revint à son état normal.
On doit nécessairement imputer ici la cause
de l'oblitération du méat aux efforts de cicatrisation du chancre vénérien qui avait existé
dans cette partie. Une chose vraiment remarquable, c'est la manière dont l'urine s'était fait
jour par des ouvertures capillaires à travers le
tissu enflammé et ramolli du gland.

L'inflammation blennorrhagique simple peut
donner lieu à une, diminution du calibre du
méat, accompagnée aussi de fistules capillaires.
C'est principalement au niveau du frein, endroit où les follicules sont très serrés et où le
tissu du gland environnant le canal a le moins
d'épaisseur, que s'établissent alors des suintemens muqueux auxquels s'ajoute une infiltration d'urine. Il est probable que les effets
dont nous parlons doivent être attribués à la
persistance avec laquelle l'activité du travail
inflammatoire se trouve entretenue par le contact de l'urine dans un endroit où elle est gênée
dans son cours. Ce travail ne peut manquer
de provoquer, dans les conditions dont il est

ici question, une communication directe entre les cryptes qui s'abouchent dans la muqueuse urétrale et ceux qui s'ouvrent à l'extérieur. Pour s'assurer du passage de l'urine à travers ces pertuis, nous avons vu réussir un moyen bien simple, qui consiste à comprimer fortement le méat de manière à intercepter complétement l'issue de ce fluide; il transsude alors à la base du gland, de chaque côté du frein, comme des gouttelettes de rosée.

On peut enfin rencontrer des exemples d'oblitération congéniale du méat. Un cas de ce genre s'est présenté dans la pratique de M. Lallemand. L'enfant qui portait ce vice de conformation, avait le gland criblé d'une multitude d'ouvertures fistuleuses capillaires : c'étaient des pores presqu'imperceptibles. Une incision pratiquée avec le bout d'une lancette, en se rapprochant le plus près possible du canal, eut un plein succès.

Une remarque assez importante, c'est que les fistules capillaires du gland, avec suintemens muqueux et urinaires, non-seulement s'établissent quelquefois sans rétrécissement coexitant, mais peuvent encore, dans certaines circonstances, survivre à la blennorrhagie qui a présidé à leur formation. Ces

suîntemens constituent une incommodité dés-
agréable plutôt qu'une altération fâcheuse.
M. Lallemand est toujours parvenu à les faire
cesser en pratiquant une cautérisation dans la
fosse naviculaire.

Les rétrécissemens du méat urinaire, soit
qu'ils dépendent de la cicatrisation d'ulcérations
vénériennes, soit qu'ils aient pour origine des
phlegmasies blennorrhagiques ou provoquées
par l'usage des sondes à demeure, ne sont
pas suceptibles d'être combattus d'une manière
avantageuse ni par la dilatation ni par la cautérisation. D'abord, il est évident que la dilatation n'est pas aussi facile au niveau du gland
que dans tout autre portion de l'urètre; le
tissu qui environne le canal étant plus sensible
et plus élastique dans ce point, la présence de
la sonde y détermine une douleur et un gonflement inflammatoire très prononcés capables
d'aggraver la lésion à laquelle on veut remédier.
D'une autre part, s'il arrive qu'on obtienne des
effets curatifs dans les cas où les rétrécissemens sont peu considérables, ces effets ne
sont pas permanens et obligent souvent de revenir au cathétérisme. Le retrait des bords
de l'orifice du méat s'exerce même quelquefois aussitôt après que l'on a retiré la sonde

la plus volumineuse. L'expérience a prouvé
encore que rien n'est plus pénible que la dilatation à travers le gland, lorsque la coarctation
est longue et circulaire; la structure particulière de cette partie, son élasticité, sa sensibilité, en même temps que l'épaisseur du tissu
morbide, sont des obstacles tout aussi sérieux
qui s'opposent aux succès de la cautérisation.
Convaincu par des essais répétés des inconvéniens des deux méthodes dont nous venons de
parler, M. Lallemand a été conduit depuis
long-tems à adopter l'incision proposée depuis
par M. Despiney. Sa méthode est fort simple
et ne réclame aucun instrument spécial. A
l'aide de l'extrémité d'un bistouri très étroit
conduit sur une sonde cannelée, il incise dans
la direction du frein l'ouverture du canal. Dans
les cas où il s'agit d'une simple pellicule, il
se borne à la diviser d'un coup de lancette.
Dans l'une et l'autre circonstance, une sonde
est ensuite introduite afin d'obvier à la cicatrisation immédiate des parties.

§ II.

Une autre espèce de rétrécissemens mérite
de prendre place immédiatement après ceux du
méat urinaire, parce qu'ils sont évidens, palpa-
bles, en quelque sorte visibles comme ceux-
ci, et parce que leur traitement est à peu près
le même. Nous voulons parler de ces rétrécissemens accompagnés d'une saillie plus ou
moins considérable à la surface cutanée, et dus
à un dépôt de matière gélatino-albumineuse
opéré par une inflammation qui s'est propagée
de la muqueuse urétrale aux parties sous-ja-
centes, ou qui a débuté par celles-ci. La blennorrhagie qui les entraîne à sa suite a été violente par sa nature, ou rendue telle par des
imprudences variées, telles que les excès du
coït, l'équitation, etc.

Aucune portion du canal n'est affranchie de
ces indurations. Lorsqu'elles siégent en avant
de la racine du scrotum, elles sont facilement
reconnaissables au toucher par une nodosité
plus ou moins volumineuse, et alors elles sont
constamment traitées avec le bistouri par M.
Lallemand, qui se propose ainsi de déterminer
une abcession artificielle. Elle a pour effet de

3

provoquer avec la suppuration l'élimination
des matériaux étrangers contenus dans les
cellules de la tumeur; le tissu aréolaire devient
flasque, vide, de dur, plein et tendu qu'il
était.

M. Lallemand a été conduit à la méthode
de l'incision par l'observation de plusieurs
cas où la guérison des indurations du canal
avait succédé avec une promptitude extraordinaire à la suppuration qu'y avait provoqué le
séjour plus ou moins prolongé d'une sonde à
demeure . Il n'est pas rare en effet de voir les
nodosités urétrales s'abcèder à l'occasion de
simples tentatives de dilatation du canal. Tout-
à-coup il se déclare de la douleur , du gonflement, et tous les signes d'une phlegmasie locale aiguë. On retire la sonde, mais cette précaution n'empêche pas l'inflammation de continuer sa marche, de ramollir progressivement
les tissus et de tendre bientôt à la perforation
de la muqueuse. Pour prévenir cette rupture
qui est alors imminente, on ne saurait prendre
un meilleur parti que celui d'inciser la tumeur
lors même qu'elle n'offrirait aucun indice de
fluctuation et qu'elle serait d'une dureté comme pierreuse. Ouverte par l'instrument tranchant, la tumeur se vide, à l'extérieur, du sang

et des divers produits que l'inflammation commençait à accumuler ; l'envahissement dont cette dernière menaçait de plus en plus la muqueuse se trouve enrayé, et à mesure que le dégorgement s'opère du côté de la surface cutanée, le canal reprend spontanément son calibre naturel. Nous pourrions citer une douzaine d'observations dans lesquelles la guérison de pareilles tumeurs dont quelques-unes avaient acquis la dureté du cartilage, a été le fruit de l'incision. Si, en opposition avec la conduite que nous venons d'indiquer, on attendait que la fluctuation se manifestât, une infiltration urineuse aurait certainement de nombreuses chances et entraînerait avec elle une gangrène plus ou moins étendue de la verge et du scrotum. Une incision même trop hâtive ne pourra jamais laisser des regrets.

Les règles que nous avons vu mettre en pratique dans les cas de nodosités saillantes à l'extérieur, sont les suivantes : inciser couche par couche la peau et le tissu cellulaire extérieurs à la tumeur préalablement tendus ; arriver ainsi progressivement jusque dans l'épaisseur de l'induration en ayant soin de s'arrêter en deçà de la muqueuse ; ne pas craindre cependant d'inciser la paroi dans toute son épais-

seur, si là chose paraissait indispensable : on a
vu alors la suppuration s'établir et produire
dans des tissus même cartilagineux un dégorgement complet. Des rétrécissemens avec bos-
selures sous-cutanées, dans lesquels la dilatation
et la cautérisation avaient échoué, ont été ainsi
incisés par M. Viguerie de Toulouse : la cicatrisation a succédé à la suppuration résolutive
de ces tumeurs et la stricture n'a pas reparu.
Les cas de même nature fournis par la pratique
de M. Lallemand sont nombreux; il lui est
arrivé quelquefois de dépasser avec le bistouri
la muqueuse urétrale et de cautériser ensuite
la plaie afin de faciliter le dégorgement des
parties et le travail de cicatrisation.

L'observation qu'on va lire donnera une idée
exacte de la méthode mise ordinairement en
usage par M. Lallemand, en même tems qu'elle justifiera la précaution qu'il prend toujours
maintenant de ne pas laisser une sonde dans
le canal pendant la durée de la suppuration et
de la cicatrisation de la plaie faite avec l'instrument tranchant.

S***, âgé de 38 ans, eut en 1823 la syphilis.
Les symptômes variés qui l'annoncèrent,
blennorrhagie, chancres, bubon, fistule anale,
guérirent au bout de quatre mois de traite-

ment par la liqueur de Van-Swieten, les pilules de Sédillot, la poudre d'oxide d'or. En
1829, deuxième blennorrhagie qui se prolon-
gea pendant six mois et fut entièrement négligée. A cette époque, il se manifesta un rétrécissement sensible à l'extérieur dans le milieu de l'urètre, avec émission pénible de l'urine qui ne s'écoulait que goutte à goutte. Après
deux années passées dans cet état, il entra à
l'hôpital d'Aix où il fut traité par les bains de
siége, la tisane de sublimé et trente cautérisations qui furent toujours fort douloureuses. Il
sortit le 15 Décembre 1831 avec un peu d'a-
mélioration. La difficulté d'uriner ne reve-
nait que par intervalles, mais, après un mois
et demi, elle fut continue ; il urinait par gouttes ou en filet gros, disait-il, comme un poil
de moustache. Il entra dans cette situation à
l'Hôtel-Dieu-St-Éloi le 4 Décembre 1831.

Vers le milieu de la face inférieure du pénis
on observe une tumeur circulaire qui figure,
avec ses prolongemens latéraux, le chaton et
l'anneau d'une bague *chevalière*, le chaton
regardant en bas. Cette tumeur grande comme une noix fait saillie à l'intérieur et obture
le canal.

8 et 9 Décembre. Impossibilité de sonder

autrement qu'avec un mandrin d'argent très
fin, qu'on peut remplacer le 9 par une bougie
d'un fort petit calibre.

Le 25, on était parvenu à la sonde N° 12.
On la retire, et on s'aperçoit bientôt qu'on
n'a pas gagné une demi-ligne.

26. M. Lallemand incise la tumeur du canal :
inflammation et suppuration consécutives, et
enfin détuméfaction complète.

1er janvier 1832. La sonde fatigue le malade;
on la retire après deux jours de fièvre.

Jusqu'au 5, la plaie est touchée avec le
nitrate d'argent ; la cicatrisation marche ; le
malade urine d'un jet presque naturel, et le
besoin est moins fréquent.

7 et 9. Autre cautérisation. Le rétrécissement n'existe plus. Après une quatrième cautérisation, la plaie est presque fermée.

18 et 19. Il ne restait plus de la tumeur
qu'un noyau mobile sans influence sur le calibre interne du canal. On présume que les
sondes pourront le dissiper. Les Nos 6 et 12
se succèdent, la dernière est introduite avec
quelque peine. Le lendemain, on la retire
après une nuit agitée ; la verge est enflée.

20. Le séjour de la sonde pendant les jours
précédens, en déterminant un ramollissement

inflammatoire dans le point du canal correspondant à la plaie de l'incision, a amené la réouverture de celle-ci.

25 et 26. L'inflammation de la verge se dissipe, la fistule urétrale se ferme; l'excrétion urinaire se fait bien.

1er février. Le noyau du canal est réduit presqu'à rien.

5. Une sonde est engagée pour dilater l'urètre et le préparer à la cautérisation.

9. Le porte-caustique est introduit, mais le canal s'est tellement contracté sur l'instrument que celui-ci ne peut plus être retiré.

Le 10. On a pu en débarrasser le conduit, mais la fistule s'est rouverte et s'est refermée en quelques jours.

Quelques jours plus tard, le malade sort parfaitement guéri.

Les rétrécissemens avec nodosités appréciables à l'extérieur ne sont pas les seuls où la méthode de l'incision puisse être employée. Un fait très curieux, qui vient à l'appui de cette proposition, s'est présenté tout récemment (août 1836) dans la pratique de M. Lallemand.

Un Négociant de Gênes, ayant pris par erreur deux onces de nitrate de potasse au lieu de deux onces de *sel d'Angleterre* que lui avait prescrit son médecin, ne tarda pas à éprouver une inflammation des plus violentes de la vessie et du canal de l'urètre, suivie d'un rétrécissement qui se manifesta vers le milieu de la longueur du canal de l'urètre. Une sensibilité extrême existait dans le point coarcté. Ce fut après avoir vu échouer les diverses méthodes de traitement qu'avaient employées pendant trente ans les praticiens consultés, que ce négociant vint à Montpellier se confier à M. Lallemand. Le rétrécissement fut facilement constaté ; il n'était pas à la vérité très étroit, mais doué de la plus vive sensibilité. M. Lallemand voulut essayer la dilatation après avoir usé des précautions convenables, et, à cet effet, il introduisit une sonde n° 3 qui ne fut gardée que pendant quelques heures à cause de l'agitation et de la fièvre excessives qui en résultèrent. Les tentatives ultérieures reproduisirent les mêmes accidens. L'emploi de la Belladone en injection non-seulement fut inefficace, mais détermina de plus un délire furieux ; l'urine ne sortait qu'avec des douleurs violentes qui témoignaient la grande exagération de la sensibilité du canal. Il y eut menace d'une rétention complète d'urine. La po-

sition du malade était si critique qu'elle com-
mandait de la promptitude dans les décisions.
C'est alors que M. Lallemand se laissa tout-à-
coup entraîner à l'idée de recourir à l'incision,
bien qu'il n'eut pour guide que la résistance
transmise par la sonde à l'endroit du rétrécissement. La peau, le tissu cellulaire, une partie du tissu spongieux furent divisés par le
bistouri dans l'étendue de deux pouces au devant de la racine du scrotum; mais le doigt
ne rencontrait nulle part aucune nodosité
correspondant à la saillie dure qui avait [été
constatée en dedans. Introduisant alors une
sonde cannelée dans l'urètre, l'opérateur va
à la rencontre de la cannelure de l'instrument
en incisant, dans l'étendue de cinq à six lignes,
toute l'épaisseur de la paroi inférieure du canal
au niveau du point qui lui est indiqué par la
sensation de la dureté intérieure. Ce fut avec
une vive satisfaction que M. Lallemand apprit le
soir même que tout était au mieux, que les
accès de fièvre qui tous les jours se déclaraient
avec violence et duraient pendant douze heures,
n'avaient pas paru; et une chose assez heureuse encore, qui fut constatée à plusieurs
reprises, c'est que l'urine sortait à plein jet
par le méat, sans qu'il s'en échappât une goutte

par la plaie extérieure. Ce qui semblerait
devoir faire attribuer cette particularité à là
turgescence inflammatoire des lèvres de la
solution de continuité, c'est que cette dernière ne laissa sortir quelques gouttes d'urine
que vers le septième ou huitième jour, alors
qu'un resserrement des bords s'était déjà ef-
fectué. Le quinzième jour, il ne restait qu'un
pertuis fistuleux à peine perceptible. Lorsque
M. Lallemand fut obligé de s'absenter tout
annonçait la guérison définitive de ce rétrécissement d'ailleurs remarquable en lui-même,
puisqu'il était survenu sans blennorrhagie anté-
cédente.

Des praticiens distingués de nos jours ont
eu l'idée d'appliquer la méthode de l'incision
à d'autres rétrécissemens que ceux qui nous
ont occupés dans ce paragraphe. Divers instrumens ingénieux ont été inventés pour sca-
rifier directement dans l'intérieur du canal le
point coarcté, ou pour opérer la section des
brides. M. Lallemand a toujours trouvé d'autres moyens capables de suppléer d'une manière
avantageuse aux *urétrotomes;* il a vu des malades où ces instrumens n'avaient pas agi avec
efficacité. Toutefois il n'a pas renoncé à en
faire l'essai si l'occasion se présentait de les

employer comme dernière ressource. Les seuls
urètrotomes auxquels il a eu recours, sont la
lancette ou le bistouri : il s'agissait de rétrécissemens qui ne s'étendaient pas au-delà de
la profondeur de quelques lignes à partir du
méat.

§ III.

Rétrécissemens par ulcération. On avait
pensé primitivement que tous les écoulemens
urètraux avaient pour origine des ulcérations
de la muqueuse. Plus tard, les recherches
anatomico - pathologiques firent reconnaître
l'absence de ces ulcérations chez des individus
qui avaient succombé avec des blennorrhagies
très intenses, et l'on en tira pour conclusion
opposée, qu'elles n'existaient jamais : on compara les écoulemens de l'urètre au coryza et
aux flux de toutes les autres muqueuses. Puis
vint Morgàgni qui observa et rapporta des faits
incontestables d'ulcérations du canal. D'autres
en constatèrent après lui, et on aurait dû le
prévoir déjà par analogie, en réfléchissant à
ce qui a lieu, par exemple, à la surface interne
des intestins. On sait, en effet, que s'il existe
des diarrhées fréquentes prenant leur source

dans l'irritation des follicules intestinaux, il n'en est pas moins commun d'en trouver qui sont provoquées et entretenues par des ulcérations.

Or, les ulcérations du canal de l'urètre sont d'un diagnostic assez facile pendant la vie. Lorsque le malade excrète de l'urine, il éprouve un sentiment très vif de cuisson au moment où elle passe sur la surface ulcérée; la verge se gonfle aussitôt, quelquefois même entre en érection, et le conduit urinaire se crispe d'une manière assez forte pour arrêter sur-le-champ l'émission du fluide. Bientôt une détente s'opère, et l'on voit l'émission recommencer pour se suspendre ensuite ; nous avons observé un malade qui rendait à chaque fois une très petite quantité d'urine par un semblable mécanisme. Dans les cas ordinaires, les accidens ne sont pas portés à un pareil degré : ils ne consistent guère qu'en un sentiment de brûlure, de douleur piquante, souvent comparée à un *coup de canif*, qui se manifeste au moment où le lieu de l'ulcération reçoit le contact de l'urine, à laquelle il n'est pas rare de voir se mêler des stries de sang, ou se joindre des hématuries plus ou moins abondantes. Si l'on introduit une petite sonde,

elle passe facilement sans causer une douleur
très notable; une sonde volumineuse n'éprouve
pas plus de difficulté dans sa marche, mais
elle excite de vives douleurs, des élancemens,
de la fièvre et d'autres symptômes généraux
assez graves pour obliger de la retirer, tous
accidens dont on ne s'étonnera pas, puisqu'elle
frotte à nu contre les papilles nerveuses de
la muqueuse ulcérée.

Lorsque dans les écoulemens chroniques de
l'urètre on voit une matière purulente mêlée
de sang sortir du canal, en même tems qu'il
existe une douleur vive sur un point fixe de
sa longueur autre que le méat, et que le passage des corps dilatans est insupportable, ou
s'accompagne de phénomènes nerveux plus ou
moins graves, on est en droit d'affirmer que
l'on a à faire avec une ulcération. Au reste,
quoi de surprenant que le conduit urinaire
soit susceptible de présenter à une profondeur
variable des ulcérations syphilitiques, dès que
nous en avons vu siéger au méat? Admettons,
si l'on veut, qu'elles ne soient pas de nature
syphilitique; cela ne changera en rien la question de leur existence. Il peut arriver qu'elles
persistent même après la destruction du virus,
opérée par un traitement approprié. L'art n'a

plus alors d'autre mission que celle de remédier à l'obstacle qu'elles opposent au libre passage de l'urine. La dilatation ne saurait être
supportée ; on ignore les effets que produirait
l'incision dont il est difficile même de préjuger
ici l'efficacité. La cautérisation a au contraire
en sa faveur la conformité des cas assez nombreux, tels que les ulcères de la cornée, etc.,
où elle est suivie d'un plein succès. C'est à
elle qu'il faut avoir recours. Une seule cautérisation suffit ordinairement pour guérir les
ulcérations du canal. Elle ne doit être que
superficielle, puisqu'il ne s'agit que de changer
le mode de vitalité du point ulcéré, et non de
produire une perte de substance. La sensation
douloureuse que procure le contact de la
sonde, est un guide assuré pour le lieu d'application du caustique.

Il peut arriver que l'ulcération du canal
abandonnée à elle-même, guérisse; alors ses
bords se rapprochent en donnant lieu le plus
souvent à la production d'une pellicule légère
qui représente une sorte de diaphragme plus
ou moins complet, ou de valvule, etc. Tandis
que les rétrécissemens ordinaires offrent une
ouverture en entonnoir avec resserrement gra-
duel, on observe au contraire dans les cas

de rétrécissemens par ulcération, que si l'on introduit un porte-empreinte, une tige droite surmonte brusquement une surface aplatie : cette configuration de la cire tient à la manière abrupte dont commence l'obstacle. D'un autre côté, au lieu de pénétrer peu-à-peu comme dans les coarctations les plus communes, la sonde, dans les rétrécissemens par ulcération, est arrêtée tout-à-coup par un obstacle qu'elle franchit dans un espace de tems indivisible, aussitôt que la lumière du canal a été trouvée, et en donnant à l'opérateur la sensation d'un ressaut. Il n'est pas alors permis de douter qu'il s'agit d'une bride.

On conçoit qu'en pareille occurence l'incision ait pu être proposée et mise à exécution comme moyen thérapeutique; mais il reste la difficulté d'empêcher la réunion ultérieure qui tendra à s'opérer et la nécessité de lutter contr'elle par l'usage des sondes à demeure. Aussi M. Lallemand a-t-il adopté une autre manière d'agir que nous avons constamment vue couronnée de succès. Une sonde en argent ouverte à ses deux extrémités est remplie exactement par une bougie afin qu'aucun liquide du canal ne puisse pénétrer dans son intérieur. Lorsque cette sonde est arrivée jusque sur l'obstacle,

on retire la bougie et on la remplace par une
autre armée d'un cylindre de nitrate d'argent
qui ne doit dépasser, que d'une ligne environ,
l'ouverture postérieure de la sonde. Le caustique a alors l'avantage d'agir à sec et vigou-
reusement; on peut même, afin qu'il morde
mieux, lui imprimer un mouvement de rotation. On ne doit suspendre son action que
lorsqu'on a senti la pellicule céder, ce qui a
lieu ordinairement au bout de quelques secon-
des. On a le soin de faire rentrer le nitrate
d'argent dans la canule avant de la retirer
du canal. Ce procédé est préféré par M. Lallemand à celui de Ducamp, et à celui qu'il
avait employé lui-même (cautérisation de
dedans en dehors), parce qu'une partie du
caustique pouvait porter sur les parties saines
pour peu que la cuvette dépassât celles qui
étaient affectées. En cautérisant au contraire
d'avant en arrière, on a l'avantage d'attaquer
le rétrécissement diaphragmatique dans tous
ses points et d'épargner ce qui doit l'être.
Nous avons vu des brides guérir par une seule
cautérisation pratiquée de la manière que nous
venons de décrire: à une difficulté très grande
d'uriner succédait une émission complétement
libre. Dans aucune autre circonstance la cau-

térisation ne produit des effets aussi prompts, aussi caractéristiques.

Le rétrécissement a-t-il son siége dans la portion courbe du canal, la cautérisation d'avant en arrière, doit être pratiquée à l'aide d'une canule courbe dont l'extrémité sera coupée obliquement en bec de flûte, de manière à ce que la paroi inférieure se prolonge au-delà de la supérieure. On évitera ainsi que le nitrate d'argent ne gagne, en fondant, la partie déclive du canal qui précède le rétrécissement et ne cautérise ce qui doit être respecté.

§ IV.

Ce n'est pas seulement dans les rétrécisse-mens diaphragmatiques, valvulaires, que la cautérisation d'avant en arrière peut trouver son utilité. Son emploi devient indispensable dans ces cas malheureux où l'impossibilité de rencontrer l'orifice de l'obstacle qui se trouve irrégulier, très étroit, ou masqué par un repli de la muqueuse, doit exposer tôt ou tard le malade à une rétention complète d'uri-ne. Toutefois, avant d'y avoir recours, il faut s'être assuré par des expériences multi-pliées que les porte-empreintes ne donnent

4

jamais de tiges, et que rien ne peut faire
reconnaître l'ouverture du rétrécissement M.
Lallemand ne se décide à cautériser d'avant
en arrière que lorsqu'il est las de vaines tentatives de ce genre, lorsque, par conséquent,
il a acquis la certitude que l'obstacle à l'émission de l'urine n'est pas de la nature de ceux
que l'on peut impunément abandonner à eux-
mêmes. Nul doute qu'une rétention complète
d'urine arrivera presque nécéssairement dans
un tems plus ou moins éloigné. Il importe
donc d'agir avant qu'elle n'arrive; il ne faut
pas même attendre que la menace de cette
rétention soit prochaine, immédiate. On com-
mencera par combattre les accidens inflammatoires, s'il en existe, à l'aide des antiphlogis-
tiques, de la belladone, et autres médica-
mens appropriés aux indications particulières
que fournit l'état des parties : on choisira
ensuite le moment le plus favorable pour
pratiquer la cautérisation.

On peut faire l'application des mêmes pré-
ceptes à ces cas particuliers dans lesquels une
fausse route est annoncée par la double tige
du porte-empreinte. Il est d'abord prudent de
renvoyer la cautérisation à deux ou trois mois,
en recommandant expressément au malade de

n'autoriser, pendant cet intervalle de tems, aucune manœuvre, parce qu'elle serait tout au moins intempestive. Il est en effet arrivé dans quelques circonstances qu'au retour du malade la cicatrice de la fausse route s'était opérée : le porte-empreinte ne laissait plus aucune équivoque, les tentatives étaient faciles et avaient les meilleures chances de succès. Mais si tout délai est impossible, on ne doit pas hésiter à cautériser d'avant en arrière d'après les règles ci-dessus exposées, en se servant d'une canule droite ou courbe et taillée en biseau suivant la portion de l'urètre où siège le rétrécissement. Le caustique agira nécéssairement dans la direction du centre du canal dans l'un et l'autre cas, et détruira les cloisons qui séparent les fausses-routes du point coarcté.

M. Lallemand a pratiqué la cautérisation d'avant en arrière sur quatre malades dont le rétrécissement n'avait pu être franchi malgré des tentatives réitérées pendant une période d'un mois ou d'un mois et demi. Chez le premier, il se servit de la sonde armée d'après le procédé de Hunter. Le second fut exposé par un accident imprévu aux plus graves dangers. Un fragment de nitrate d'argent avait été adapté à une sonde en gomme élastique dans laquelle était engagé un mandrin, et avait été présenté à l'obstacle situé dans la portion membraneuse du canal. Voulant relever le caustique vers la partie supérieure du rétrécissement, l'opérateur appuya sur le mandrin et fit exécuter à la sonde un mouvement de bascule dont l'effet fut de déterminer la fracture du nitrate d'argent qui avait près de deux lignes de longueur et dont la substance était très pure. Au bruit sec dont elle s'accompagna, il fut aussitôt tenté de retirer la sonde, mais il eut garde de le faire par cette réflexion rapide que l'instrument ne ramènerait pas le fragment détaché du caustique, et qu'il valait mieux le laisser en place et le forcer à fondre contre l'obstacle, en l'y pressant. Ce dernier parti fut mis à exécution. Le malade eut une rétention d'urine pour laquelle il sollicita vainement le cathétérisme dont l'impossibilité n'était que trop probable. Des bains furent ordonnés. Au bout de dix-huit heures il rendit, au milieu de violens efforts, un cylindre de matière noirâtre. Immédiatement après l'expulsion de l'escarre, l'urine coula à plein jet. Si cet heureux événement n'avait pas eu lieu, la ponction de la

vessie était la dernière ressource. La position
du troisième malade fut aussi aggravée par
une rétention complète d'urine qui succéda
à la cautérisation d'avant en arrière. Elle céda
à l'introduction dans le canal d'une pommade
dans laquelle étaient incorporés trois grains
d'acétate de morphine. Chez le quatriéme
enfin, la même cautérisation fut employée
pour combattre un rétrécissement très long
et très dur : il ne se manifesta du soulagement que lorsque le nitrate d'argent eut
franchi et dépassé la partie postérieure de la
coarctation. La guérison de ces quatre malades
a été obtenue au moyen de la cautérisation
d'avant en arrière ; mais aux prix des plus
vives inquiétudes.

§ V.

Nous ferons encore une classe à part, sous
le rapport pratique, de ces *rétrécissemens
d'une sensibilité extrême* qui ne peuvent sup-
porter le contact prolongé d'une sonde à demeure. Ils se rangent sous plusieurs catégories.

Ici devraient figurer en première ligne, s'il
n'en avait été question dans un chapitre spécial, les rétrécissemens accompagnés d'ulcé-

rations. Nous avons vu qu'au moment où la
sonde passe sur l'exulcération du point rétréci
du canal, elle détermine des douleurs très
aiguës, et quelquefois même des accidens fort
graves, sans qu'on puisse en accuser la constitution irritable de l'individu, puisqu'on les
observe souvent chez des hommes robustes et
rien moins que nerveux. Nous avons dit aussi
qu'il fallait alors abandonner sur-le-champ les
tentatives de dilatation, et recourir à la cautérisation, en suivant certaines règles particulières.

Dans d'autres circonstances, il ne s'agit plus
d'une exulcération, mais d'une blennorrhagie
qui persiste à l'état chronique en donnant lieu
à la même intolérance de la part du canal,
pour l'introduction ou le séjour des corps
dilatans. Nous n'insisterons pas sur l'écoulement muqueux, blanchâtre, ni sur les autres
symptômes qui révèlent la blennorrhagie chronique. Ils ont été exposés avec détails, ainsi
que le traitement qui convient en pareil cas,
dans la 1re livraison de la Clinique médico-
chirurgicale de M. le Pr Lallemand.

La sensibilité très vive de certains rétrécissemens a sa source dans le tempérament nerveux, éminemment impressionnable, des sujets

qui en sont affectés. A part le défaut d'écoulement, ces cas se font reconnaître à l'agitation, à la fièvre, à l'insomnie, au délire, au
gonflement et à l'éréthisme du canal, que pro-
voque le séjour de la sonde, ou chaque tenta-
tive de cathétérisme.

Il n'est pas rare, enfin, d'observer un excès
de sensibilité dans les rétrécissemens, sans
qu'on puisse l'attribuer ni à une exulcération
coexistante, ni à la blennorrhagie chronique,
ni au tempérament nerveux de l'individu. On
est obligé, pour s'en rendre compte, de recourir à ces idiosyncrasies qui font que chez
tel sujet, c'est la sensibilité de la muqueuse
urétrale qui exerce une sorte de prédominance, tandis que chez tel autre, c'est celle du
foie, de l'estomac, ou de tout autre organe.

Lorsque la susceptibilité extrême du rétrécissement et du canal est due à un *état ner-*
veux, soit général, soit simplement local et
idiosyncrasique, on ne peut songer ni à la
dilatation ni à la cautérisation, à moins toutefois qu'on n'ait eu la précaution de les faire
précéder d'injections narcotiques, ou de l'introduction d'une pommade contenant de l'acétate de morphine; celle-ci aura été présentée
à l'obstacle au bout d'une sonde, à l'aide d'un

mandrin qui agit comme le piston dans une
seringue ordinaire. Sous l'influence de la tor-
peur qui se manifeste alors, le rétrécissement
se dilate et admet les corps dilatans qu'on a le
soin d'enduire de cérat opiacé afin de continuer
l'effet déjà obtenu, Nous avons observé, à
l'hôpital St-Éloi, un homme qui éprouvait des
accès de fièvre toutes les fois qu'on lui mettait
une sonde dans le canal; la pommade narco-
tique qu'on mit en usage, fut si bien absorbée,
qu'il se déclara des symptômes de l'empoisonne-
ment par l'opium : délire, dilatation des
pupilles, etc. Dès qu'ils furent dissipés, les
inconvéniens du cathétérisme ne se renouve-
lèrent plus.

L'occasion se présente ici de dire un mot
des *rétrécissemens spasmodiques* qui, isolés
de tout autre état pathologique, sont dus,
comme on le sait, à des contractions tempo-
raires du canal de l'urètre. Il est des individus
dont la susceptibilité nerveuse de l'urètre est
accrue au point que le simple passage de l'urine
y détermine des resserremens involontaires et
inaperçus qui rendent le jet de ce fluide difficile, intermittent, de manière à en imposer
quelquefois pour un véritable rétrécissement.
Les empreintes obtenues par la sonde explo-

ratrice ont souvent favorisé une pareille erreur, parce que la cire sur laquelle se resserre le canal, s'alonge et prend la forme d'un cône aigu. Nous avons observé à la Clinique plusieurs cas de ce genre.

Un malade qui, sur la foi des chirurgiens dont il avait reçu les soins à Marseille, se disait atteint d'un rétrécissement à quatre pouces, vint à Montpellier se confier à M. Lallemand. Ce professeur introduisit un porte-empreinte dont la marche se trouva arrêtée à six pouces. Soupçonnant une erreur de la part des praticiens qui l'avaient précédé, ou de la part du malade lui-même, il voulut néanmoins réitérer l'expérience avant de procéder à la cautérisation, et il trouva cette fois l'obstacle à deux pouces en arrière du méat. Étonné de ce que ce rétrécissement avait échappé à sa connaissance lors de la première exploration, il fit pénétrer plus avant encore le porte-empreinte qui arriva avec facilité jusqu'à la vessie. Quelques jours après, il crut reconnaître un rétrécissement à sept pouces et demi, et il se décida à cautériser. Mais il ne tarda pas à s'apercevoir par la liberté du jeu de la sonde porte-caustique, que l'obstacle présumé n'existait pas en réalité. Le regret qu'il eut de cette

cautérisation ne dura pas long-tems : dès le
lendemain, le malade lui apprit avec de joyeuses
manifestations qu'il urinait avec la plus grande
facilité.

Toutes les fois qu'on a des raisons pour
soupçonner un rétrécissement spamodique,
il faut introduire dans le canal la sonde la
plus volumineuse possible, la maintenir en
place pendant un certain tems dans le lieu
rétréci, puis la pousser avec lenteur et s'arrêter encore dès qu'on sent un nouvel obstacle.
Il est prudent d'attendre plusieurs minutes
au moment de chaque contraction, au risque
de n'arriver qu'au bout d'un quart-d'heure
dans la vessie, comme cela s'est vu plusieurs
fois. Le maniement du porte-empreinte comporte le même procédé qui est excellent pour
reconnaître les rétrécissemens spasmodiques.

On a attribué ces rétrécissemens aux contractions des fibres musculaires du canal,
et notamment à celles d'un muscle signalé
par Wilson au pourtour de la portion membraneuse, et qui parait n'être que des fibres
détachées du releveur de l'anus. Cette opinion
est évidemment erronnée puisqu'ils peuvent
se former depuis l'orifice du gland jusqu'à
la portion membraneuse. D'autres admettant

la possibilité de la contraction sans le concours
de fibres musculaires l'ont invoquée ici en
s'appuyant de ce qu'on observe dans le dartos,
dans l'élément élastique des bronches, dans la
couche externe de l'uretère, etc. Si l'on
refléchit qu'il entre dans la composition du
canal un corps érectile extrêmement susceptible de se mettre en action et de se laisser
dilater par le sang à la moindre provocation,
on ne sera pas étonné qu'un gonflement par-
tiel de ce tissu puisse rétrécir le conduit
urinaire dans un point de sa longueur; mais
cette tuméfaction n'est pas de longue durée;
le moment de la détente ne tarde pas à venir
et à la dissiper ainsi que ses effets. L'emploi
d'une sonde d'argent volumineuse, en pareille
circonstance, est fondé sur l'efficacité avec
laquelle elle déprime la tuméfaction. En hiver,
il faut avoir le soin, avant de s'en servir,
de la réchauffer en la tenant pendant quelque
tems dans la paume des mains, parce que la
sensation de froid qu'elle détermine a souvent
pour résultat des contractions spasmodiques
du canal.

Ce qui précède suffit déja pour apprécier
à sa juste valeur le conseil donné par certains
praticiens de passer avec une grande célérité

la sonde, afin de surprendre en quelque sorte le rétrécissement. Il faut évidemment lui substituer celui de n'introduire l'instrument qu'avec une lenteur des plus ménagées. Le cathétérisme rapide ne peut manquer de solliciter les contractions du canal, et d'exposer en même tems à des fausses-routes.

Appliquée aux rétrécissemens spasmodiques, la cautérisation produit des effets extrêmement avantageux. On peut présumer que son action est ici analogue à celle qui résulte pour la conjonctive chroniquement enflammée du contact du caustique qui en diminue la sensibilité d'une manière si remarquable. Elle doit être légère, superficielle, parce que son but unique est de modifier la surface de la muqueuse urétrale, et non de la détruire, d'opérer une sorte de métamorphose dans le mode de la sensibilité. Il suffit donc de barbouiller rapidement dans tous les sens, avec le nitrate d'argent, l'épithélium de la membrane, et de déterminer une simple abrasion des villosités : cela fait, on retire tout de suite la sonde porte-caustique. Sans renoncer au bon parti que l'on peut tirer des injections et des pommades narcotiques, M. Lallemand leur préfère, dans les cas d'écoulemens, la cautérisation, en

raison des succès dont elle est toujours suivie.
Il a été conduit à l'adopter par l'observation
des effets étonnans qu'il en avait obtenus sur
des rétrécissemens spasmodiques, qu'une illu-
sion presque inévitable lui avait fait prendre
pour des rétrécissemens permanens.

§ VI.

*Rétrécissemens par cicatrice, par trauma-
tisme.* A la suite d'un coup, d'une chute ou
de toute autre violence physique qui a porté
son action sur le périnée ou sur la verge, il
peut arriver que la contusion n'ayant pas été
très forte, les phénomènes inflammatoires, qui
donneront lieu à un rétrécissement ultérieur,
se bornent presqu'entièrement à l'extérieur de
l'urètre. La contusion a-t-elle été au contraire
excessive, des escarres se forment et sont
éliminées par la suppuration, des collections
purulentes se font jour soit au dehors soit au
dedans du canal, surtout si l'art n'a pas pré-
venu ou dirigé sagement ces accidens redou-
tables dont le résultat le plus fréquent est une
déperdition de substance, plus ou moins considérable, suivie d'une coarctation d'une force
et d'une étendue proportionnées.

Cette espèce de rétrécissement mérite un traitement particulier. La cautérisation soit latérale, soit d'avant en arrière, ne saurait être employée avec avantage. Agissant en effet à la surface intérieure de l'urètre, elle ne peut guère modifier heureusement des strictures dont le siége principal est à l'extérieur, et dont la partie la plus minime correspond à la muqueuse elle-même.

Les faits observés à l'Hôtel-Dieu-St-Éloi ont prouvé que, dans ces cas difficiles, la dilatation est le moyen unique de traitement sur lequel on puisse fonder des espérances, et que son emploi est ici d'une nécessité aussi absolue que celui de la cautérisation pour les rétrécissemens accompagnés d'ulcération ou d'inflammation chronique. Cette dilatation doit être continue, permanente, afin de s'opposer aux efforts de retrait incessans, exercés par le tissu éminemment rétractile de la cicatrice. Les effets de la dilatation sont d'autant plus fugaces, que celui-ci a plus de force et d'é-tendue. Il peut même se faire que le malade soit condamné à la condition rigoureuse de ne se délivrer de la sonde que le tems néces-saire pour lui en substituer une autre. Un malade qui a été observé, à Marseille, par

M. Lallemand, s'était fait, en tombant à califourchon sur une planche de sapin, une contusion au périnée, suivie d'escarres et d'un
rétrécissement de l'urètre. Bien que trois
années se fussent écoulées depuis ces accidens, il était obligé de conserver à demeure
dans le canal une sonde, parce que toutes
les fois qu'il avait essayé de l'ôter pendant un
peu de tems, il était survenu une rétention
d'urine des plus graves. Afin de ne pas être
privé du coït, il avait eu l'idée de couper la
sonde exactement au niveau du méat, quand
le pénis était à l'état de répos. Dès que celui-
ci entrait en érection, elle s'enfonçait dans
l'urètre entraînant avec elle une certaine longueur des fils qui lui avaient été fixés. L'éja-
culation du sperme se frayait un passage entre les parois de la sonde et celles du canal;
souvent elle n'avait lieu qu'après la cessation
de l'orgasme.

Quelques cas se sont présentés où l'emploi
de la dilatation n'a pas astreint le malade à
des inconvéniens aussi fâcheux. Nous ne reviendrons pas sur l'histoire du nommé Gasquet
consignée dans l'ouvrage de M. Lallemand.
Elle est remarquable en ce qu'elle indique la
marche à suivre dans le traitement des rétré-

cissemens souples, élastiques, d'une dilatation facile au moyen de la sonde, mais subissant, dès qu'on la retire, un retrait des plus rapides. Lorsqu'on était parvenu chez Gasquet à faire entrer dans le canal la sonde N° 12, il suffisait de sa soustraction pendant une demi-journée pour que l'on fût obligé de recommencer par les sondes les plus petites. A force de patience, on parvint à diminuer successivement la durée du séjour des corps dilatans. Cet homme qui habite encore Montpellier les a pu mettre entièrement de côté depuis cinq ans, et nous a assuré, il y a peu de jours, que la liberté du canal n'avait plus subi la moindre atteinte.

Un autre malade s'est offert affecté d'un rétrécissement survenu à la suite de plusieurs blennorrhagies. Des abcès développés aux environs du canal sous l'influence de manœuvres malhabiles avaient été suivis de fistules urinaires. Persuadé que ces abcès avaient déterminé une perte de substance qui assimilait le cas actuel aux précédens, M. Lallemand refusa de faire la cautérisation qui lui etait demandée avec de grandes instances, bien déterminé à n'employer que la dilatation. Étant parvenu à engager la sonde N° 12,

il observa que lorsqu'elle était gardée trop
long-tems, il se manifestait dans le canal de
la douleur et une turgescence inflammatoire
avec émission pénible et menace de rétention
complète d'urine. Il ne laissa dès-lors séjour-
ner à chaque fois l'instrument que durant
plusieurs heures, ayant le soin de régler sur
la diminution de l'élasticité du tissu de la
cicatrice la longueur du repos qu'il laissait
prendre au canal. Cette conduite doit être
formulée en précepte. Elle permet d'éviter
autant que possible une congestion inflammatoire locale. Suivie avec persévérance pendant plusieurs mois ou même plusieurs années, elle finit par amener une guérison
radicale. D'abord le malade peut se dispenser
de corps dilatans pendant huit jours, puis
pendant quinze jours, puis durant un mois,
etc, jusqu'à ce qu'enfin il soit tout-à-fait
affranchi de la nécessité d'y recourir. L'individu dont il vient d'être question, n'est en
ce moment obligé de se mettre une sonde
que pendant une demi-heure et à de très
grands intervalles de tems Il n'est pas trop
téméraire, ce semble, d'appeler ce résultat
une guérison. Nous avons observé des cas
pareils en assez bon nombre. Ce n'est plus

ici, à proprement parler, une dilatation permanente, mais plutôt une dilatation temporaire
souvent répétée et portée peu-à-peu au plus
haut degré.

On se ferait une idée incomplète de l'action
de la sonde si on n'avait égard qu'à la pression excentrique qu'elle exerce sur le tissu
de la cicatrice. La présence de ce corps
étranger entretient en outre dans le point
rétréci et dans les parties adjacentes, une
irritation sécrétoire capable de ramollir et de
rendre par conséquent plus aptes à la résorption les matériaux déposés dans la trame
vivante du tissu cicatrisé. Il y a plus : cette
irritation, en activant les propriétés vitales de
la partie, augmente l'énergie de cette absorption, en même tems que la compression s'op-
pose à un nouvel apport de produits inflammatoires. Suivant que ces effets seront plus ou
moins prononcés (ce qui dépendra du degré
d'ancienneté et de densité de la cicatrice),
la guérison sera elle-même plus ou moins
prompte. Nous citerons entr'autres faits le
suivant où elle ne s'est pas fait trop long-
tems attendre.

Prat, cultivateur, marchant dans une gran-
ge, tomba par mégarde à travers une trape,

et fut reçu à califourchon sur une roue de
charrette dans l'écurie au-dessous. Il res-
sentit une forte secousse, mais n'éprouva
pas une grande douleur. Une heure après, il
ne put satisfaire au besoin d'uriner, et sentit, en s'efforçant, une douleur dans le point
où s'arrêtait l'urine. La sonde qu'introduisit
le chirurgien détermina la sortie de nombreux
caillots sanguins : des sangsues furent appli-
quées, et une sonde mise à demeure. Quelques
jours après, une tumeur apparut au périnée,
fut incisée et laissa échapper l'urine. La fistule se ferma bientôt et le malade crut être
guéri. Mais il ne tarda pas a s'apercevoir
que le canal se rétrécissait : l'émission des
urines devint de plus en plus difficile, puis
presqu'impossible. Il vidait la vessie goutte
à goutte lorsqu'il entra pour la premiére
fois à l'Hôpital St-Éloi, en mars 1831. Il en
sortit guéri au bout de deux mois par l'emploi de la dilatation. Nous le vîmes rentrer
le 6 février 1834 à l'hospice. Il nous raconta
avoir négligé le conseil qui lui avait été
donné de passer de tems en tems une sonde
dans le canal, s'être livré à des excès de
table, et éprouver depuis sept à huit mois
de la difficulté à uriner.

7-8-9 février. Tentatives infructueuses de cathétérisme. Le porte-empreinte n'indique rien. Bain.

10-11-12. Une grosse sonde est poussée par M. Lallemand jusqu'à l'obstacle, et y est maintenue pendant trois ou quatre heures, chaque fois sans succès.

13. Une petite bougie est introduite et gardée pendant quatre heures : l'urine coule goutte à goutte. — 14. On est obligé de se servir d'une bougie plus petite.

15. Cathétérisme impossible. On revient à la dilatation *vitale*.

16. Injection avec un demi-grain acétate de morphine dans le canal. Quelques jours après, une petite sonde peut pénétrer ; on la laisse toute la journée. Le soir, envie prononcée d'uriner, qui n'est satisfaite qu'avec douleur et difficulté, malaise général, céphalalgie.

17. Amélioration.

18-19. Accès de fièvre dans la journée. On ôte la sonde.

21. Le malade se trouve très bien depuis hier. La dilatation rapide est essayée de nouveau.

22. Avec de la patience on parvient à fran-

chir l'obstacle avec une petite sonde en argent.
Fièvre toute la nuit.

23. A la visite, la sonde en argent est remplacée par une autre en gomme élastique. On
change celle-ci le soir pour une plus volumineuse. La nuit se passe sans fièvre. On continue cette dilatation progressive, et l'on obtient
ainsi de faire passer une sonde, N° 8, le 25.
Le soir du même jour, on essaye inutilement
de placer le N° 11. Douleur, fièvre. Il faut
revenir au N° 8 que l'on remplace le 26 par le
N° 10, et le 27 par le N° 12. Celui-ci, malgré
les douleurs qu'il fait éprouver, n'est retiré
que le lendemain matin. La nuit a été fort
agitée. Une matière mucoso-purulente s'écoule
du canal où siège une vive cuisson. Vingt
sangsues au périnée.

3. Mars. Mieux. Émission de l'urine assez
facile. Bain.

5. L'appetit nul jusqu'à présent revient,
langue sèche, pâteuse. Le jet de l'urine commence à éprouver quelque diminution.

7. Une sonde d'argent, N° 7, est introduite
dans le canal; quelques heures après, une
sonde en gomme élastique, N° 9, lui succède,
et le soir, le N° 11 ne cause point de douleurs.

9. Légère douleur dans le testicule droit.

Le canal est libre, mais l'émission de l'urine est accompagnée encore de quelque cuisson. Le lendemain, le testicule est revenu à son état normal.

18. Prat demande à sortir : on introduit avec facilité le N° 10, et l'on s'assure ainsi que depuis la suspension de l'usage des corps dilatans, il ne s'est pas fait une nouvelle diminution dans la capacité de l'urètre.

28. Le malade quitte l'hôpital dans un état parfait de guérison qui ne s'est pas depuis lors démenti.

§ VII.

Nous venons de passer en revue les catégories bien tranchées de rétrécissemens qui exigent, d'une manière exclusive, ou la cautérisation ou la dilatation. Le mode thérapeutique précédemment assigné aux rétrécissemens par ulcération, nous conduit par une transition naturelle à examiner l'emploi de la dilatation simple dans les cas qu'on observe le plus fréquemment (induration du tissu cellulaire sous-muqueux), et celui de la cautérisation combinée avec la dilatation, lorsque celle-ci est insuffisante. Personne que nous sa-

chions n'oserait aujourd'hui prétendre qu'une
méthode unique de traitement doit être appliquée indistinctement dans toutes les circonstances : chaque cas particulier a pour ainsi
dire son individualité thérapeutique. Tout ce
que nous avons dit jusqu'ici a déjà mis cette
vérité en lumière.

1º *Dilatation.* — La dilatation permanente
qu'on employait jadis ne saurait nous occuper.
Prolongée pendant des semaines et même
des mois entiers, elle exposait à des abcès,
à des fistules urinaires, à des orchites, aux
perforations de la vessie, etc. ; mais, modifiée
d'une manière convenable, elle rend les plus
importans services. Voici comment nous la
voyons pratiquer tous les jours, à l'hôpital
St-Éloi, par M. Lallemand, que l'on suppose
trop généralement employer, d'une manière
absolue, la cautérisation. Le rétrécissement
a-t-il son siége dans la portion droite du canal,
une bougie en gomme élastique d'un diamètre
qui lui est proportionné est introduite au devant, et, si cela est possible, au dedans de
l'obstacle. Ce n'est que lorsque celui-ci existe
dans la portion courbe, qu'une sonde en argent est employée dès le début, parce qu'elle
glisse mieux et se laisse diriger plus facilement.

Elle est remplacée au bout de douze à quinze heures par une sonde en gomme élastique à laquelle on en substitue d'autres successivement plus volumineuses toutes les deux heures. Le gonflement que l'humidité du canal imprime à leur tissu étant en général relatif à son épaisseur, il arrive qu'après le laps de tems indiqué, la sonde a acquis des dimensions équivalentes à celles d'un numéro supérieur. Il y a plus : le passage de l'urine entr'elle et les parois de l'urètre démontre que celles-ci se sont écartées au-delà du degré de gonflement survenu dans le corps dilatant. Il s'est donc passé autre chose qu'une simple pression excentrique. Ce phénomène que feu M. le Pr Dupuytren a décoré du nom de *dilatation vitale*, n'est autre chose, d'après l'explication qu'il en a donnée lui-même, qu'un dégorgement des parois du canal déjà signalé par Chopart, et qui est le résultat de la sécrétion excitée dans la muqueuse à son point de contact avec la sonde. Ajoutons encore à cela, que la contraction spasmodique du canal qui avait lieu pendant l'introduction du corps dilatant, venant à cesser au bout d'un quart d'heure ou d'une demi-heure, ce relâchement contribue pour sa part à la dilatation indiquée.

Il arrive aussi souvent qu'il n'est pas nécessaire d'observer la graduation des calibres, et l'on peut en être averti d'avance si l'on a la précaution, avant de retirer la sonde, de lui faire exécuter des mouvemens, de la faire monter ou descendre d'un pouce à peu près. Si elle est immobile, comme étranglée par la stricture, on la laisse en place. A-t-elle, au contraire, de la liberté, on pourra passer tout-à-coup du N° 4 au N° 6 ou 7, en négligeant les numéros intermédiaires. L'habitude apprend à apprécier, d'après le degré du jeu de l'instrument, le nombre de numéros que l'on peut ainsi laisser de côté. Avec de la patience et de l'intelligence, il arrive par fois d'introduire en vingt-quatre heures le N° 12 après avoir commencé par le N° 1. Au moyen de cette dilatation rapide, on obtient d'aussi bons effets qu'avec la dilatation que l'on continuait autrefois pendant des mois entiers, et on en évite tous les inconvéniens. Il est encore vrai de dire que la dilatation rapide n'expose pas à des récidives plus promptes ni plus fréquentes que la dilatation permanente, ce qui prouve que la célérité dans la reproduction des rétrécissemens ne tient pas à celle de la dilatation, mais à la disposition organique des obstacles qu'on a à combattre. Après que la dilatation rapide a été obtenue, on laisse reposer le malade pendant trois semaines, un mois et quelquefois un laps de tems plus considérable encore, et on attend ce qui arrivera. Les rétrécissemens *mous* sont les seuls qui ne tendent pas à se reproduire et dont la guérison soit radicale. Ce sont les cas les plus simples : la cautérisation est devenue inutile. A-t-on au contraire des motifs de craindre le retour de la stricture, on apprend au malade à se sonder et on lui recommande de mettre une sonde dans le canal dès que le jet urinaire lui paraîtra devenir plus mince.

Un resserrement du canal s'observe quelquefois vingt-quatre heures après qu'on a retiré la sonde. On n'a pas lieu de s'inquiéter de ce phénomène qui est dû à une congestion inflammatoire à l'occasion de laquelle il serait imprudent de se hâter de revenir au cathétérisme. Il suffira d'avoir recours aux applications de sangsues, aux bains, aux lavemens. Si le rétrécissement ne se reproduit qu'après un tems plus long, on obtient en quatre ou cinq heures, par la dilatation rapide, l'introduction de la sonde N° 12, qu'on laisse à demeure pendant une demi-journée : cette

nouvelle dilatation produit nécessairement un
meilleur effet que la première, parce que les
parties se trouvent mieux disposées, et parce
que le rétrécissement n'est pas revenu au
même point où il était précédemment. Enfin
le rétrécissement se reproduit-il une troisième
fois, on introduit dans un moindre espace de
tems encore des sondes plus volumineuses
dont on abrège le séjour, en sorte que la briè-
veté croissante dans la durée de l'application
conduit à ne plus être obligé d'y revenir.

Il importe beaucoup, lorsque les malades
éprouvent de nouveaux symptômes de rétrécissemens, de ne pas se tromper sur la cause
qui peut diminuer le jet de l'urine. Il faut
s'informer toujours avec soin s'ils ne coïnci-
dent pas avec une orgie, avec des fatigues
excessives d'équitation, etc; car alors des
moyens appropriés suffiraient, et il serait inutile, ou même dangereux, de recommencer
l'usage des corps dilatans.

Après que le rétrécissement a été guéri
par la dilatation, il reste quelquefois un écoulement muqueux, abondant, (*gleet* des An-
glais). Lorsque les moyens appropriés n'ont
pas suffi pour le faire disparaître, il est bon
de pratiquer une cautérisation superficielle

du canal depuis le col de la vessie jusqu'au
siége de la coarctation. Nous avons vu cette
cautérisation toujours suivie de succès.

Telle est la méthode de la dilatation comme
l'entend et la met en usage M. Lallemand. Applicable aux cas les plus simples, aux indurations médiocres, elle n'échoue au contraire
que trop fréquemment dans les rétrécissemens
durs, multiples, et doit alors faire place à la
cautérisation dont elle prépare les bons effets.

2º *Cautérisation.* — Les porte-caustiques
imaginés par Ducamp avaient les deux grands
inconvéniens de rendre la cautérisation latérale
impraticable dans la portion courbe du canal,
endroit où résident précisément les neuf dixiè-
mes de rétrécissemens, et celui d'exposer par
leur petit calibre à intéresser les parties saines. Aussi, malgré le juste enthousiasme qui
accueillit l'ouvrage de Ducamp, ses instrumens
ont été oubliés au profit des sondes porte-
caustiques droites et courbes que leur a sub-
stitué M. Lallemand. Il peut avec leur secours
cautériser en une séance, dans un même canal,
plusieurs rétrécissemens, en terminant par
celui qui est le plus rapproché du gland.
L'expérience lui a appris que les sondes porte-
caustiques d'un mince calibre dont il s'était

d'abord servi quand le rétrécissement était petit, rencontraient avec difficulté l'ouverture de ce dernier; pendant qu'on cherchait à y pénétrer, de l'humidité s'introduisait dans la sonde et faisait fondre le nitrate d'argent. D'une autre part, les cautérisations opérées sur des rétrécissemens étroits exposent à laisser des escarres qui, après s'être détachées, s'enroulent dans l'intérieur de l'obstacle ou derrière lui, de manière à causer une rétention complète d'urine. Enlever cette espèce de bouchon est une tâche dont on comprend les difficultés d'autant plus qu'on est obligé d'avoir recours à des instrumens d'un faible diamètre. C'est afin de rémédier à ces inconvéniens, que M. Lallemand a modifié ce point de sa pratique, et ne se sert plus actuellement que de sondes porte-caustiques volumineuses. Les Nos 9 et 10 sont ceux qu'il préfère ordinairement; il est rare qu'il ait recours à un numéro au-dessous. Il fait précéder cette cautérisation par la dilatation rapide telle que nous l'avons exposée, à laquelle succède un repos dont la durée est en rapport avec le degré d'excitation suscitée dans le canal. Avec de telles précautions, le caustique peut avoir une action large, forte, superficielle à la fois,

exempte d'un grand nombre d'accidens qui
ne lui étaient que trop familiers. Le plus souvent le resserrement consécutif à la chute
des escarres n'exige pas une nouvelle cautérisation. Après celle-ci il faut se garder de
recourir aux corps dilatans, qui ont l'inconvénient ou d'emporter la cicatrice qui s'est
déjà formée ou de provoquer une irritation
favorable aux récidives.

M. Lallemand est dans l'usage de pratiquer
la cautérisation quand il s'agit de rétrécissemens *durs*, *multiples*, dont la reproduction est très facile aprés la cessation du
séjour des sondes. Il renonce dès-lors à la
dilatation, surtout si le rétrécissement est
très sensible et rend pénible la présence des
corps dilatans. Les rétrécissemens fibro-car-
tilagineux ne sont pas ceux qui résistent le
plus à l'action du caustique, à laquelle leur
épaisseur les rend moins sensibles que les autres, en même tems qu'elle protège davantage
les tissus sains sous-jacens. Les rétrécissemens
multiples sont attaqués successivement en
procédant du plus profond au plus antérieur :
les inconvéniens d'une marche inverse sont
trop évidens pour y insister.

Nous résumerons ce paragraphe en disant

que dans les rétrécissemens ordinaires la *dila-tation* est toujours avantageuse lorsqu'elle est employée de prime abord, parce que, si elle est insuffisante pour guérir, elle permettra du moins l'introduction des sondes porte-causti-ques les plus volumineuses. La *cautérisation* doit être employée dans tous les cas où la dilatation échoue ; son opportunité aura de plus pour gage la promptitude des améliora-tions qu'elle entraîne. Elle sera rapide, super-ficielle dans la majorité des cas où il s'agit principalement de modifier la vitalité des par-ties et de solliciter la résolution par une sup-puration consécutive. Dans d'autres circons-tances, lorsqu'il est question, par exemple, de rétrécissemens durs, rebelles à la dilata-tion, elle doit plutôt détruire que modifier.

En faisant l'exposition succinte des métho-des de traitement employées par M. le Pr Lallemand contre les divers genres de rétré-cissement, nous nous sommes peu occupés de les étayer par une longue énumération des suc-cès nombreux dont nous avons été le témoin dans l'espace de plusieurs années et qui en proclament les avantages. Nous n'éprouvons que le regret de n'avoir pu embrasser dans une description générale cette multitude de cas épineux, insolites, en dehors de toute prévision, contre lesquels nous avons vu ce célèbre Professeur opposer avec avantage les ressources de son talent et de son expérience.

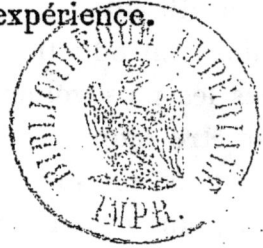

FIN DU PREMIER MÉMOIRE.

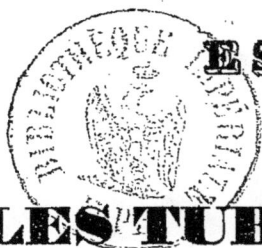

ESSAI

SUR

LES TUBERCULES.

—

MÉMOIRE

QUI A REMPORTÉ UN DES PREMIERS PRIX DE LA
SOCIÉTÉ CHIRURGICALE D'ÉMULATION.

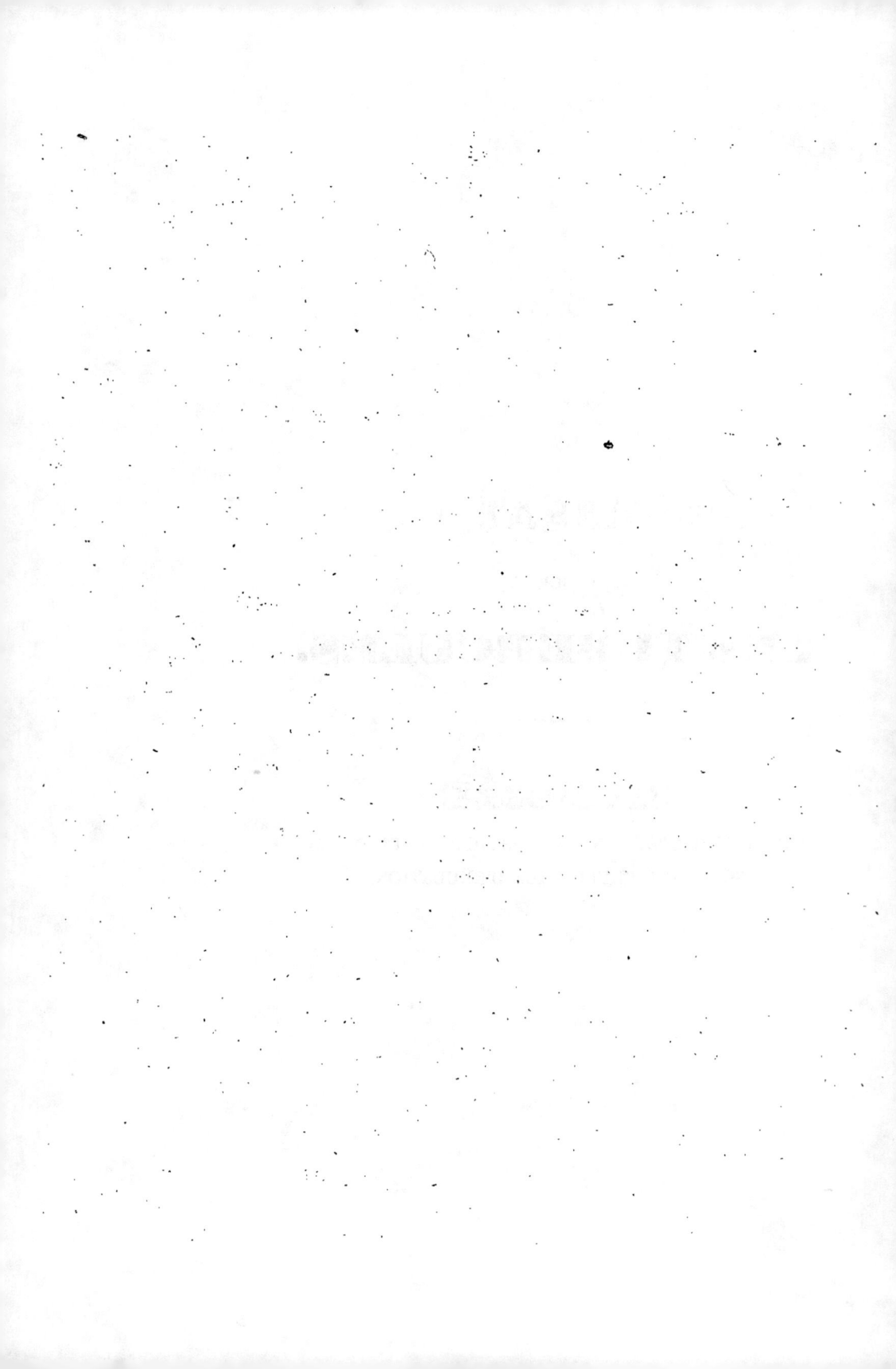

DEUXIÈME MÉMOIRE.

ESSAI

SUR LES

TUBERCULES.

L'INTÉRÊT puissant qui se rattache à la question des Tubercules a dû nécessairement faire naître beaucoup d'efforts pour expliquer leur mode de production et le mécanisme de leurs phases successives. Si jusqu'ici le problème n'a pas été mieux dégagé de ses inconnues, cela paraît tenir à cette marche trop invariable de l'esprit humain qui consiste à n'arriver à la vérité qu'après avoir sacrifié au goût des causes occultes ou à un faux analogisme. On compara d'abord le tubercule à un *germe* ayant en lui-même les conditions de son existence, de son développement et de ses transformations ultérieures. Fruit de l'imagination, une pareille hypothèse pouvait-elle mériter la place qu'elle occupe dans des livres tout récens ? Les investigations en se multipliant donnèrent lieu à des interprétations dont le défaut d'unité a sa source dans la variété des produits hétérogènes que l'on comprend à tort sous la dénomination commune et mal définie de Tubercule. Les granulations grises, les concrétions pierreuses, les hydatides elles-mêmes, malgré leur rareté, ont été confondues dans une même description avec les masses isolées ou agglomérées de pus concret. On les a fait dériver les unes des autres, parce qu'on s'est laissé séduire par de fausses apparences de transition entr'elles, sans tenir compte des différentes tranchées qui les séparent. Déja cependant ces différences ont été signalées par des médecins qui font autorité en anatomie pathologique. Bayle et M. Chomel ont reconnu une absence complète d'identité entre les granulations grises et les tubercules. M. Andral a nié aussi que ceux-ci fussent primitivement gris et transparens, se fondant sur ce qu'on ne les voit jamais en cet état, ailleurs que dans le tissu pulmonaire. Pour lui, les granulations miliaires des poumons sont des vésicules aériennes indurées, celles des membranes séreuses, des rudimens de fausses membranes, et celles des membranes muqueuses, des follicules hypertrophiés. L'opinion du Dr Baron de Glocester n'a guère eu de retentissement que dans la médecine vétérinaire, et tombe devant les expériences du Dr Abercrombie, qui ont fait voir que la matière tuberculeuse diffère essentiellement de celle contenue dans une hydatide.

La théorie que nous allons exposer dans le cours de ce mémoire, nous paraît se distinguer parmi les autres, en ce que, séparant ce qui avait été confondu, elle saisit, dans ses plus minucieux détails, le mécanisme de la Tuberculisation. Applicable aux tubercules de tous les tissus, elle en éclaire les diverses périodes et les montre constamment ralliées au grand phénomène de la puogénie. Le fait primitif sur lequel elle repose (origine liquide et purulente du tubercule) a été admis successivement par MM. Broussais, Magendie, Andral, Cruveilher, Bouillaud, etc. Mais, à part certaines modifications dans la série des interprétations des phénomènes, il restait à désirer de nombreux

développemens ainsi que des démonstrations
plus complètes.

Disons par anticipation que ce serait une
étrange erreur de supposer la tuberculisation
comme le produit d'une inflammation ordinaire
et indépendante de certaines conditions géné-
rales inhérentes à l'organisme. Cette inflammation a dans sa marche, dans son intensité,
dans la succession de ses actes, quelque chose
de spécial comme les circonstances d'organisation héréditaire ou acquise, au milieu desquelles
on la voit naître. Aussi serait-il peu rationnel
de poser sous forme d'objection ces deux
questions : Pourquoi l'inflammation ne produit-
elle pas toujours des tubercules ? Pourquoi
n'est-elle pas constamment manifestée au dehors par des symptômes évidens ?

Au reste, toute polémique a été bannie de
ce travail qui s'appuie principalement sur les
recherches consciencieuses et savantes auxquelles M. Lallemand s'est livré avec un zèle
infatigable. Ce sera au lecteur d'apprécier si les
déductions tirées des faits ont été rigoureuses,
et si la doctrine qui en est l'expression ne mérite
pas la haute faveur qu'elle s'est acquise dans
cette école parmi ceux qui s'occupent avec
ardeur de l'étude de l'anatomie pathologique.

OBSERVATION Ire.

(Salle St-Côme, No 26. — Service de M. LALLEMAND).

Otite avec paralysie du nerf facial du côté gauche. —
Accès de fièvre. — *Méningite.* — *Mort.* — *Autop-*
sie : Altérations du rocher du temporal et des nerfs
qui le traversent. — Tubercules dans les poumons.

Roux, fusilier au 4ᵉ régiment de ligne, fut
reçu dans les salles de la Clinique externe,
le 23 décembre, pour être traité d'une otite.
L'oreille gauche, qui en était le siége, avait
fourni, cinq mois auparavant, une suppuration sanguinolente, qui avait succédé à la
rupture de croûtes jaunâtres développées dans
l'intérieur du conduit auditif externe. Cet
écoulement disparut après un traitement de
trois mois qui consista en des injections et des
cataplasmes émolliens. Atteint plus tard de
fièvres intermittentes, Roux éprouva pendant
leur durée une nouvelle inflammation dans la

même oreille, avec tuméfaction considérable
de la joue et de la tempe correspondantes.
Peu de tems après la guérison des accès fébriles, il passa aux salles des blessés où il se
présenta dans l'état suivant :

La constitution est détériorée, et le teint
d'un jaune-paille. Les traits de la face sont
manifestement déviés à droite. La paralysie du
côté gauche de cette partie, n'intéresse que
la motilité. La parole et la mastication sont
gênées. Lorsque le malade veut soustraire
l'œil gauche à la lumière, les paupières res-
tent immobiles pendant que le globe oculaire
subit un mouvement de rotation sur son axe
transversal. Au moyen de ce mouvement an-
téro-postérieur, la cornée va se cacher entièrement derrière la paupière supérieure. Il est
évident que les nerfs moteurs musculaires de
l'œil suppléent ici à l'action des nerfs palpé-
braux paralysés, et remplissent le même but.
Le malade se plaint d'une céphalalgie intense ;
une suppuration abondante, fétide, d'un jaune
sale, se fait jour en dehors de l'oreille malade ;
il y a surdité complète de ce côté, et sentiment d'une douleur interne des plus violentes.
(Saignée de 12 onces, — séton à la nuque,
— 2 pots d'orge sucré). -

1er janvier. — La céphalalgie qui avait diminué les jours précédens, a repris aujourd'hui une grande intensité, et s'est accompagnée d'une agitation fébrile. Une saignée de 8 onces est pratiquée et opère un soulagement sensible.

3. — L'écoulement purulent de l'oreille n'a pas diminué. Application d'un cautère à l'apophyse mastoïde gauche avec la potasse caustique.

6. — Nouvelle saignée de 8 onces, à cause de la réapparition des élancemens douloureux de la tête.

7. — Le malade annonce qu'il est constipé depuis cinq jours. (2 lavemens émolliens, portion purgative avec 2 onces huile de ricin et 2 onces fleurs de pêcher).

8. — Le retour des selles a dissipé comme par enchantement les douleurs de tête.

17. — Le malade est pris de diarrhée. (1 gros de diascordium, — 2 demi-lavemens narcotiques, — eau de riz gommée). Ces prescriptions sont continuées jusqu'au 22 ; le devoiement ayant cessé, elles sont remplacées par les suivantes : un quart de grain oxidé d'or, matin et soir ; tisane de salsepareille et 2 onces sirop idem ; 2 lavemens. Il s'agit à la

fois de relever les forces du malade, et de combattre une infection vénérienne soupçonnée : le malade a eu il y a un an des symptômes syphilitiques.

23. — Un accès de fièvre s'est manifesté et a duré depuis 3 heures de l'après-midi jusqu'à cinq.

25. — L'accès s'est répété à la même heure : il y a en ce moment, dans les salles des blessés, un grand nombre de fièvres intermittentes. (Tisane et sirop de salsepareille suspendus).

27. — Autre accès à la même heure.

28. — La tempe gauche est devenue depuis quelques jours tuméfiée et douloureuse. (12 sangsues autour de la partie enflammée, — oxide d'or suspendu, — 12 grains sulfate de quinine en trois fois et de quatre en quatre heures, de manière que la dernière dose soit administrée plusieurs heures avant le retour présumé de l'accès).

29. — L'accès a manqué.

30. — Une ouverture est pratiquée à l'abcès qui s'est formé à la tempe gauche; il s'est échappé une cuillerée d'un pus mal élaboré. On ne donne plus que six grains de sulfate de quinine. — Limonade.

2 février. — Un stylet d'argent introduit

dans l'abcès de la région temporale permet de
reconnaître , au son de la percussion , qu'il
existe une nécrose de la portion écailleuse de
l'os. Les accès de fièvre n'ont plus reparu.
(Sulfate de quinine suspendu, — reprise de
la tisane et du sirop de salsepareille. — Quart
matin et soir.

11. — Jusqu'à ce jour le malade avait été
très docile et très patient. Il était reconnais-
sant des soins qu'on lui donnait et avait con-
fiance en l'avenir. Délivré successivement de
la diarrhée et des accès fébriles, il s'aperce-
vait d'une diminution notable de la suppuration de l'oreille. Maintenant la scène a changé ;
il y a anxiété, découragement, sentiment d'une
faiblesse générale et d'un malaise indéfinissable.

12. — Nuit mauvaise, un accès de fièvre
s'est déclaré à trois heures du matin. (Tisane
et sirop de salsepareille suspendus , — diète ,
— trois pots de petit-lait).

13. — Nouvel accès : les périodes de froid
et de chaleur ont été irrégulières et ont duré
une grande partie de la journée, de manière
à simuler plusieurs accès dans un même jour.
(Tisane de centaurée).

14. — Troisième accès de fièvre ayant la
même irrégularité que celui d'hier. La nuit

a été sans sommeil. (12 grains sulfate de quinine).

15. — Quatrième accès.

16. — Prostration générale des forces : la peau est chaude et sudoreuse ; la hanche gauche est le siége d'une douleur si vive, qu'elle absorbe toute l'attention du malade et lui arrache continuellement des cris. L'inflammation qui est survenue dans cette partie paraît être l'effet d'une pression prolongée , le malade ayant depuis long-tems l'habitude de coucher sur le même côté pour faciliter l'écoulement du pus de l'oreille.

17. — L'accès ne s'est reproduit ni hier, ni aujourd'hui. (Sulfate de quinine suspendu).

18. — Chaleur à la peau, pouls fréquent, soif intense, diarrhée ; la douleur de la jambe s'est propagée à la cuisse.

19. — Même état. Délire obscur pendant la nuit.

20. — Le délire persiste depuis hier soir ; pouls petit et fréquent ; soubresaut des tendons. Mort le même jour.

Nécropsie le lendemain (22 heures après la mort).

CRANE.

On aperçoit, entre les deux feuillets de l'a-

rachnoïde, des pseudo-membranes à moitié
organisées, d'une consistance très faible, formant des espèces de réseaux à mailles très
rapprochées, et nageant dans un fluide abondant, visqueux et de couleur jaunâtre. — Le
cerveau n'a rien perdu de sa consistance et
n'offre de remarquable qu'une couleur grisâtre
répandue sur la surface de la partie inférieure
et postérieure du lobe gauche, au niveau du
rocher de l'os temporal affecté. — La tente du
cervelet est adhérente à cet organe. La surface
inférieure du lobe gauche de ce dernier a
une teinte verdâtre, et est le siége d'un ramollissement qui ne dépasse pas la substance grise.
La portion de dure-mère qui la tapisse, présente la même teinte. Après avoir fendu le
sinus latéral dans toute sa longueur jusqu'au
golfe de la veine jugulaire interne, on y trouve
du pus à l'état de pureté, adhérent, comme une
substance albumineuse, aux parois de la portion du sinus qui le contient; plus loin, ce pus
se trouve mêlé à du sang; plus loin encore,
on observe de petits caillots de sang d'un noir
violacé : des nuances intermédiaires lient ces
diverses altérations entr'elles. L'inflammation
s'est évidemment communiquée de la portion
de gouttière osseuse côtoyant le rocher carié

au sinus veineux qu'elle contient · on en voit des traces jusqu'au golfe de la veine jugulaire interne où elle s'est arrêtée, et le pus qui en a resulté, a été, comme il vient d'être vu, assez épais pour contracter en quelques points des adhérences.

Examen de l'os temporal gauche. Une coupe heureuse permet d'apercevoir avec netteté toute l'étendue de l'intérieur du canal ossenx parcouru par le nerf facial dans l'épaisseur du rocher. Ce nerf est sain à la face ; son altération ne commence qu'à une ligne avant son passage dans le trou stylo-hyoïdien et s'annonce par une injection rosée : en remontant dans l'aqueduc de Fallope, le cordon nerveux acquiert une coloration rouge de plus en plus prononcée, et après un court trajet, on ne peu plus rien distinguer, ni de sa substance ni du reste du conduit osseux qu'il avait encore à parcourir. En examinant d'une autre part le canal auditif interne, on constate que le nerf facial et le nerf auditif qui y pénètrent, sont grisâtres et ramollis. La même altération se remarque dans ces nerfs jusqu'à leur immersion dans le centre nerveux.

Les canaux demi-circulaires sont cariés et confondus en partie dans une sanie grisâtre,

ressemblant à de l'encre délayée dans l'eau.
Il est évident que c'est par les ouvertures des
aqueducs dans la cavité crânienne que l'inflammation s'est propagée au cerveau et au cervelet.
La phlogose n'avait envahi encore que les
ménynges qui tapissent le premier de ces
organes; mais elle devait par son intensité et
son voisinage du cerveau exciter nécessairement
cet organe, et occasioner le délire qui a été
observé pendant la vie. Le canal auditif externe
est carié dans toute son étendue; une nécrose
existe à la portion écailleuse du temporal,
sous-jacente à des parties molles décollées et
livrées à la suppuration; les cellules mastoï-
diennes sont remplies de la même sanie qui
baignait la substance altérée de l'apophyse
pétrée de l'os.

POITRINE.

L'articulation costo-claviculaire droite est
pleine de pus. Du même côté de la poitrine
existent des adhérences celluleuses de la plèvre,
et à l'endroit où elles cessent, on en voit
d'autres, épaisses, jaunes, gluantes, et ayant
subi un commencement d'organisation.

On rencontre çà et là dans les poumons des
tumeurs dont le volume varie depuis celui d'un

pois jusqu'à celui d'une noix. Ces tumeurs s'annoncent à l'extérieur par une légère saillie et présentent au toucher une consistance plus grande que ce qui les entoure. En incisant ces tumeurs, on voit sourdre de chacune de leurs tranches des gouttelettes distinctes de pus. Dans quelques-unes, il fallait exercer une légère compression latérale pour exprimer le pus du fond des cellules qui le contenaient.

Une vaste suppuration baigne les muscles de la hanche et de la cuisse gauche : elle s'étend jusqu'au genoux.

Réflexions.

Les tumeurs dont nous venons de mentionner l'existence dans les poumons de l'individu qui fait le sujet de cette observation, sont en quelque sorte un échantillon de celles que nous avons pu voir dans un grand nombre d'autres cas : elles forment le premier degré du Tubercule. Leur existence a pu être préjugée dans les derniers jours de la vie, à cette époque où la faiblesse générale du malade, semblait livrer, sans défense, tous les organes à des inflammations, et justifier, à l'égard de ces dernières, la sentence d'Hippocrate : *qui debilis est proximus est ad morbum.*

Leur manifestation par des symptômes particuliers était rendue impossible par la conco-
mitance des maladies graves qui affligaient à
la fois le malheureux Roux.

OBSERVATION 2me.

—

(Salle St-Côme , No 30. — Service de M. LALLEMAND).

—

*Cas remarquable d'abcès par congestion. — Altérations
des vertèbres lombaires. — Tubercules dans les poumons.*

Roques, chasseur au 6e régiment, avait gardé long-temps à l'aine gauche un bubon suppuré, et il n'en portait d'autre vestige qu'une
petite plaie fistuleuse, située assez près de l'é-
pine iliaque antérieure et supérieure, lorsqu'il
entra au quartier des vénériens de l'hôpital
St-Éloi, dans le mois d'août. Un stylet explo-
rateur introduit dans la plaie, permit de cons-
tater qu'elle communiquait avec un trajet fistuleux très long puisqu'il s'étendait en bas et
en dedans jusqu'au voisinage du pubis. Le tra-

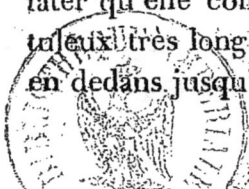

jet fut incisé dans toute sa longueur, mais les bords de la nouvelle plaie, au lieu de se réunir, devinrent le siége d'une irritation chronique : ils étaient durs, irréguliers, d'un rouge brun, et toute la surface de la plaie fournissait une suppuration abondante et de mauvaise nature. La solution de continuité s'agrandissant tous les jours en largeur et en profondeur, le malade fut transféré aux salles des blessés, au mois d'octobre suivant.

A cette époque, un traitement anti-syphilitique (pilules de Sédillot et oxide d'or alternés) est administré. L'ulcération ne prend pas un meilleur aspect; elle règne tout le long de l'arcade crurale, et s'enfonce assez profondément au-dessous d'elle.

Le 8 novembre, le malade bien loin d'avoir éprouvé aucune amélioration, va en se détériorant ; bien plus, une tumeur molle, fluctuante, sans changement de couleur à la peau, ayant tous les caractères d'un abcès par congestion, s'est manifestée à l'aine droite. Quelques jours après, M. Lallemand pratique à la tumeur, une ouverture par laquelle il s'échappe une quantité considérable de pus, évidemment disproportionnée avec ce que pouvait en contenir la collection extérieure. Aux

pansemens suivans, on ne tarde pas à s'apercevoir qu'il y a une sorte d'équilibre établi
entre la quantité de suppuration fournie par
les ouvertures de l'aine droite et de l'aine
gauche; que si l'une d'elles est tenue fermée,
la suppuration de l'autre augmente; que si le
malade se tient couché sur le côté droit, c'est
l'ouverture du côté opposé qui fournit du pus
en plus grande abondance, et *vice versâ*. M.
Lallemand soupçonne l'existence d'une voie de
communication entre les deux foyers, mais
comment a-t-elle pu s'établir? Ce professeur
suppose que le pus s'est frayé de chaque
côté, sous le péritoine, un chemin jusqu'au
devant du sacrum : ce qui aurait déterminé
la fusion des deux collections morbides.

Quoiqu'il en soit, la plaie de l'aine gauche
devient de jour en jour plus hideuse, il s'en
écoule une suppuration d'un rouge sale, ressemblant à la lie de vin mêlée à de la crême,
et annonçant une fonte des muscles psoas et
iliaque correspondans. Les mêmes caractères
de la suppuration se manifestent plus tard,
au commencement de janvier, dans le foyer
qui s'ouvre à l'aine droite.

A partir de cette époque, le malade fait des
progrès rapides vers le dépérissement, sa mai-

greur est extrême. Tout le membre inférieur
gauche s'infiltre, le repos des nuits est troublé
par la toux. Roques s'éteint le 3 février.

Autopsie, le 4 février.

ABDOMEN.

L'excavation large et profonde de l'aine
gauche remonte jusqu'aux insertions vertébra-
les du muscle psoas de ce côté, en passant
sous le péritoine.

Les muscles psoas et iliaque gauches, ramollis, de couleur de lie de vin, sont détruits
en partie par la suppuration. Les muscles
homonymes du côté opposé présentent une
altération de même nature, mais à un plus
faible degré. Les uns et les autres sont contenus dans une même gaîne d'une demi-ligne
d'épaisseur, laquelle, à mesure qu'elle passe
au devant du rachis, renferme dans une sorte
d'étui fibreux l'aorte descendante et la veine-
cave inférieure confondues en apparence avec
elle. En fendant cette gaîne à partir de la
dernière vertèbre lombaire, on met à nu de
chaque côté les troncs des artères iliaques et
hypogastriques : ces vaisseaux sont entourés

d'une matière dense, fibreuse, formant corps avec la gaîne indiquée; l'aspect d'un tissu fibreux accidentel, qu'a pris leur enveloppe cellulaire, est dû à l'extension de l'inflammation des parties voisines à cette dernière.

La surface antérieure des corps des *vertèbres lombaires* était comme rongée. Vers la deuxième et la troisième vertèbres lombaires, l'altération était plus étendue et plus ancienne. La première, la quatrième et la cinquième étaient dans le cas contraire.

Le corps de la *cinquième* vertèbre, entièrement dépouillé du surtout ligamenteux antérieur, présentait à la surface une matière d'un rouge violet, assez semblable au tissu de la betterave. En raclant avec le scalpel, on enlevait une sorte de gelée infiltrée de sang, qui masquait au-dessous d'elle de nombreuses excavations. Cet état de la vertèbre représentait fidèlement ce que l'on a appelé *ramollissement rouge*, dans ces derniers tems.

La surface des corps de la *quatrième et de la première* vertèbres était aussi corrodée et détruite, mais l'altération était plus profonde aux deuxième et troisième.

La *deuxième* vertèbre offrait au-dessous du surtout ligamenteux antérieur, des exca-

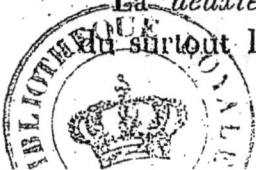

vations qui contenaient une matière gélatineuse
et infiltrée de pus. En frottant avec le manche
du scalpel, on déterminait de nouvelles excavations dans le tissu de cette vertèbre, où il
était impossible de méconnaître le *ramollisse-*
ment jaune. Cet état est tout-à-fait comparable
à l'hépatisation grise du poumon, avec la
seule différence que le pus est infiltré dans
des cellules *osseuses* ramollies, dans le cas qui
nous occupe.

Dans le corps, enfin, de la *troisième* vertèbre se trouvaient des portions du tissu osseux
détruites et véritablement transformées en pus.

D'après cette inspection cadavérique, il est
facile de voir maintenant la marche suivie par
l'inflammation. Elle s'est propagée de l'aine
gauche à la surface du muscle iliaque correspondant au moyen du tissu cellulaire qui sépare
ce dernier de l'aponévrose fascia-iliaca : elle a
envahi ensuite le muscle psoas, qui est voisin,
jusqu'à ses insertions aux vertèbres. Ces dernières ayant été atteintes à leur tour, la phlogose a gagné de là successivement le muscle
psoas droit, et le muscle iliaque du même côté.
Le pus sécrété par ces surfaces enflammées
est descendu, en obéissant à la pesanteur,
jusqu'au fémur droit, et s'est trouvé arrêté

(103)

dans sa marche au niveau du petit trochanter
par l'espèce de cul-de-sac qu'y forment les
tendons des muscles psoas et iliaque réunis :
il est venu se réunir en foyer non loin de là,
et constituer la tumeur qui a été ouverte à
l'aine droite. Il n'est pas moins facile d'expliquer les phénomènes qui ont été observés
pendant la vie. Nous venons de voir, en effet,
l'inflammation suppurative envahir, de proche
en proche sous le péritoine, les muscles psoas
et iliaque gauches jusqu'aux insertions du premier aux vertèbres lombaires, s'étendre ensuite
aux corps de celles-ci et se terminer aux muscles psoas et iliaque du côté opposé. Le cir-
cuit parcouru par la suppuration est ainsi
rendu évident et rend compte de la solidarité
d'écoulement qu'ont présenté les deux ouvertures des régions inguinales.

POITRINE.

Les poumons avaient leur sommet farci
de petits abcès (tubercules) s'annonçant d'a-
vance au simple contact par la sensation qu'ils
donnaient de *noyaux durs* qu'on n'avait qu'à
inciser pour y trouver du pus. Le tissu pulmonaire était devenu en effet, dans les endroits correspondans, dense et résistant ; par

un mécanisme aisé à comprendre. Le parenchyme du poumon, imprégné à l'état normal
d'air atmosphérique, est par cela même susceptible de compression. Si on le froisse entre
les doigts, on le trouvera souple, élastique,
et on aura de la peine à le déchirer. Mais s'il
arrive que du sang s'infiltre dans une portion
de ce tissu et en expulse l'air, cette portion
paraîtra plus consistante au toucher, parce
qu'un corps liquide a pris la place d'un fluide
gazeux, mais elle n'en sera pas moins ramollie :
le doigt s'y enfonce facilement alors et l'écrase,
parce qu'il y a perte de cohésion et d'élasticité en même tems qu'augmentation de densité.
Supposons que les mêmes phénomènes se pas-
sent dans le foie, les parties enflammées de ce
viscère présenteront au toucher une sensation
inverse, celle d'une diminution de consistance
trouvant sa source dans la densité comparative
du tissu hépatique à l'état hygide. Cette infé-
riorité de consistance devra être bien plus
prononcée encore dans les parties osseuses
infiltrées de sang, comme nous l'avons vu
dans les vertèbres malades du sujet dont l'histoire nous occupe en ce moment : il s'agit en
effet du tissu le plus dur de l'économie, et
la portion de ce tissu, où le sang a pris la

place du phosphate de chaux, est nécessairement bien moins dense que tout le reste.

Dans quelques-uns des petits abcès que nous
venons de signaler dans le poumon, le pus
n'était qu'infiltré dans la substance pulmonaire;
chez d'autres, la réunion des gouttelettes de
ce fluide en un foyer commun allait se faire.
Certains d'entr'eux, plus anciens en date, présentaient du pus concrété en partie ou en totalité. Autour de plusieurs amas de la même
matière solidifiée et commençant à fondre, on
voyait les traces d'une inflammation nouvelle
du tissu pulmonaire, remarquable en ce qu'elle
avait donné naissance à des abcès miliaires,
récens comme leur cause, et plus ou moins
nombreux.

OBSERVATION 3me.

(Salle St-Éloi, No 8. — Service de M. LALLEMAND).

Ulcère scrophuleux et affection vermineuse. — *Diarrhée.*
— Mort. — Autopsie. — Tubercules dans les
poumons.

Fournier, âgé de 21 ans, constitution scrophuleuse, cheveux roux, teint étiolé, formes grêles, taille au-dessous de son âge, intelligence obtuse, fut reçu à l'hôpital St-Éloi de Montpellier, pour être traité d'un ulcère scrophuleux qu'il portait au côté gauche du cou. Pendant les cinq mois de séjour qu'il y fit, il subit un traitement anti-scrophuleux (vin de gentiane, — teinture d'iode, — bains aromatiques), et il fut tourmenté à diverses reprises par des vers intestinaux dont l'évacuation arrivait à peu près tous les vingt jours ; cette évacuation était ordinairement annoncée quelques jours à l'avance par des douleurs intestinales ; et était toujours provoquée d'une manière efficace par une décoction de deux onces d'écorce de racine de grenadier qu'on lui administrait. Les vers que Fournier rendait chaque fois par les selles, étaient des lombrics en plus ou moins grand nombre, et il se rencontra une fois, au milieu d'eux, un tœnia d'une longueur considérable.

Dans les premiers jours de janvier, ce malade fut atteint d'une diarrhée extrêmement rebelle à tous les traitemens qui furent dirigés contr'elle. (2 gros de diascordium, — tisane d'orge).

Le 8 février, les forces ont notablement

diminué ; l'appetit est nul ; la maigreur est considérable ; le dévoiement est abondant.

13. — Il se manifeste de la toux et un sentiment de gêne dans la respiration. Ces symptômes sont survenus à la suite de l'imprudence qu'a eu le malade de s'exposer au froid pendant la nuit précédente.

14. — Le malade est stéthoscopé à la visite. L'instrument fait entendre un bruit de clapet produit par la gêne qu'éprouve la circulation de l'air dans les ramifications des bronches. Deux cautères sont appliqués à la poitrine, un de chaque côté.

19. — Le malade s'éteint épuisé par la diarrhée.

Nécropsie, le 20 février.

POITRINE.

La surface des poumons est parsemée de taches rouges, parfaitement circulaires, de grandeur variable, et se dessinant fort bien sur le fond blanchâtre des parties saines de l'organe. Quelques-unes de ces plaques sont complétement rouges : la coloration est seulement plus intense au centre et va en s'affaiblissant graduellement vers la périphérie. Les autres, ressemblant à des plaques de variole, présentent, au centre d'une aréole purpurine, une légère excavation, occupée par une matière blanche ou jaunâtre, soit liquide, soit un peu consistante. En pressant le poumon entre les doigts, on éprouve la sensation de noyaux durs, disséminés, correspondans aux points des organes qui offrent l'altération décrite.

Dans d'autres endroits des poumons existent des taches blanchâtres, isolées, consistant en de la matière purulente, plus ou moins difficile à chasser de la loge où elle est enchassée, et ne présentant pas d'aréole rouge.

En résumé, nous trouvons sur diverses portions d'un même poumon, tantôt de l'injection sans pus, tantôt du pus au milieu d'un tissu injecté, tantôt, enfin, du pus dépourvu d'une aréole rouge au voisinage.

Le péricarde est adhérent au cœur dont le volume est moindre que dans l'état normal.

ABDOMEN.

Quelques anses de l'intestin grêle sont injectées. Deux vers tricocéphales sont rencontrés près de la valvule ilio-cœcale. L'intestin colon offre, dans sa portion ascendante

principalement, une injection vasculaire prononcée. La coloration de la muqueuse intesti-
nale devient d'un rouge d'autant plus vif qu'on
s'approche davantage du rectum dont les tuni-
ques sont épaissies. Les replis intérieurs de
la muqueuse de ce dernier sont très rouges,
excoriés. Les intervalles qui les séparent ont
conservé leur couleur blanche et ont une étendue d'autant moindre qu'on les examine plus
près de l'anus. A cause de cette disposition,
la fin de la muqueuse rectale paraît, au premier
coup-d'œil, revêtue d'un rouge uniforme : il
semble qu'une matière caustique a passé sur
ses replis. On ne rencontre nulle part des
ulcérations.

Réflexions.

L'autopsie qu'on vient de lire, en permet-
tant d'observer dans un même poumon des
nuances entre la pneumonie partielle la plus
franche et le tubercule le plus circonscrit,
semble avoir donné l'occasion de prendre la
nature sur le fait. Elle mérite par conséquent
quelques développemens.

On a vu qu'à côté des points simplement
congestionnés et où l'inflammation était à son
premier début, se trouvaient des plaques rouges

à centre excavé et jaunâtre. Dans celles-ci la portion centrale avait suppuré, et elle devait nécessairement suppurer la première par suite des progrès de l'acte inflammatoire auquel elle a servi de point de départ. La dépression de ce point central n'était qu'apparente et tenait à la turgescence du tissu injecté qui l'environnait. Dans les endroits enfin où existait une tache blanchâtre, ou pour mieux dire, de la matière purulente, non circonscrite par un aréole rouge, l'inflammation avait cessé, et avec elle, l'appel des fluides. Si le malade avait vécu plus long-tems, il serait arrivé de ces deux choses l'une : ou la résorption, en s'opérant convenablement, aurait fait disparaître tout-à-fait les produits de la phlogose, ou bien cette résorption n'aurait eu qu'un effet incomplet, à cause d'un défaut d'activité de la part de l'organisme, et le pus aurait été successivement réduit à sa partie la plus concrète. La dernière de ces deux suppositions est la plus probable dans le cas qui nous occupe.

L'espace rempli par les portions du poumon affectées d'inflammation variait depuis l'étendue d'une tête d'épingle jusqu'à celle d'une division assez notable d'un lobe. Il est évident que cette variété dans les dimensions ne change

en rien la nature de la maladie. Aussi tous
les auteurs s'accordent à dire qu'il s'agit d'une
inflammation disséminée du poumon, lorsque
le tissu de cet organe est rouge, facile à
déchirer, en divers points dont le plus étendu
égale à peine le volume d'un œuf. Mais pourquoi nier ensuite cette inflammation lorsqu'on
rencontre, dans les mêmes points, du pus
soit liquide, soit concret, et imaginer alors
toute autre chose : *des germes de tubercules*,
des tubercules ramollis, etc.? C'est ainsi que
le volume des parties affectées d'une maladie
peut faire prendre le change sur sa nature, et
que, par une erreur d'observation, on établit
des altérations diverses là où il n'en existe
qu'une seule.

OBSERVATION 4me.

—

(SALLE St-ÉLOI, No 10. — SERVICE DE M. LALLEMAND).

—

Maladies de plusieurs articulations ginglymoïdes. —
Cachexie. — *Amputation de la cuisse.* — *Mort.* —
Autopsie.— Collection tuberculeuse dans la plèvre.

N***, âgé de 35 ans, d'un tempérament

lymphatique, contracta à divers intervalles
plusieurs maladies vénériennes qui, sous l'influence de traitemens mal dirigés, infectèrent
toute l'économie. Lorsqu'il entra à l'hôpital St-
Éloi, c'était en novembre 1832, sa constitution
était profondément altérée. Les deux articulations radio-carpiennes et le genou droit
étaient devenus le siége de périostoses et de collections purulentes qui, après avoir été vidées,
soit spontanément, soit à l'aide de l'instrument
tranchant, fournissaient encore un pus fétide
par des ouvertures fistuleuses. La pâleur, la
peau terreuse de cet homme, la petitesse de
son pouls, etc., annonçaient la cachexie la
plus complète. Les mercuriaux et l'oxide d'or
furent administrés sans aucun résultat avantageux : l'état du malade allait au contraire en
empirant.

Le 23 décembre suivant, M. Lallemand, en
faisant exécuter au genou droit des mouvemens
de flexion et d'extension, entendit une crépi-
tation qui indiquait une érosion des cartilages
de revêtement des surfaces articulaires du
fémur et du tibia. Dès lors l'amputation fut
proposée au malade qui s'y résigna sans effort.

Le 24. — L'amputation de la cuisse fut pratiquée et ne présenta aucune circonstance digne

d'une mention particulière. Les lèvres de la solution furent rapprochées par des points de suture. (Diète, — potion calmante).

25. — Le malade est parfaitement tranquille. Débarrassé d'un membre qui était le siége de douleurs aigues, il a retrouvé le sommeil dont il ne jouissait plus depuis long-tems.

26. — Aucune réaction fébrile; désir des alimens.

27. — Les articulations des poignets sont plus douloureuses qu'à l'ordinaire; soif vive. Les pièces de l'appareil sont baignées d'une sérosité sanguinolente. (2 soupes).

28. — Première levée de l'appareil. La plaie est déjà cicatrisée dans une portion de son étendue; il s'échappe une très petite quantité de pus à travers les intervalles de quelques points de suture. (Potion avec une once sirop diacode et une once sirop de quinquina).

30. — La réunion des bords de la plaie est presqu'entièrement achevée; les points de suture sont coupés et enlevés. Les choses se sont passées jusqu'ici le mieux possible; mais un gonflement inflammatoire est survenu dans le poignet droit; une escarre s'est formée au grand trochanter du même côté. (Cataplasme sur l'articulation douloureuse).

8

6. Janvier 1833. — De la toux, de l'hé-
bétude, peu de sommeil, voilà ce qu'a présenté depuis le premier du mois notre malade.
Il y a de l'appétence. (1/4 de grain oxide d'or,
— 2 gros diascordium). Révasseries.

11. — Le poignet droit est toujours tuméfié
et douloureux. Mort à midi.

Autopsie, le 13 janvier.

CRANE.

Injection considérable de l'arachnoïde, sérosité trouble dans les mailles du tissu cellulaire sous-arachnoïdien, formant des masses
à aspect gélatineux qui se vident complétement
lorsqu'on les pique dans un point. La pie-mère
est injectée.

Épanchement considérable de sérosité dans
les ventricules du cerveau; le canal rachidien
en est rempli, comme on peut s'en assurer en
soulevant le cadavre par les pieds.

POITRINE.

La trachée et les bronches contiennent beaucoup de mucosités remplies d'air. Dans le
le tiers inférieur de la cavité du sac pleural
gauche existe une collection de matière tuberculeuse, moitié solide, moitié liquide, ressemblant pour la consistance au plâtre gâché dont

elle diffère d'ailleurs par sa couleur jaunâtre :
c'est comme du pus qui aurait perdu sa consistance par l'absorption des parties les plus
liquides. La plèvre costale adhérente dans la
partie antérieure et supérieure circonscrit la
collection signalée.

On observe, disséminés çà et là dans les
poumons, plusieurs tubercules consistant en
des amas de matière blanchâtre ou jaunâtre,
d'une densité plus ou moins grande. Un d'entr'eux avait acquis une dureté pierreuse : l'état
crétacé.

Examen des articulations.

Dans les deux articulations radio-carpiennes,
la partie articulaire des deux os radius et cu-
bitus est rongée à la surface, d'une consistance
très dure, comme éburnée et d'autant plus
remarquable qu'elle se rencontre ici dans un
tissu spongieux. En frappant sur ce dernier
avec un instrument d'argent, on obtient le
même son que si l'on percutait le rocher du
temporal. Cette altération n'est pas une carie,
puisque dans cette dernière il y a ramollissement ; on ne peut pas l'assimiler non plus à
la nécrose, puisque dans celle-ci l'os mortifié
conserve sa forme et se sépare des parties

vivantes par un cercle inflammatoire. Il arrive
donc pour les os ce qui arrive pour les autres
tissus : ils peuvent acquérir, sous l'influence
des vices généraux, des formes particulières
d'altérations qui ne ressemblent qu'à elles-
mêmes.

OBSERVATION 5me.

—

Blennorrhagie. — Inflammation de tout le système génito-
urinaire. — Fistules stercorales à l'aine. — Tuber-
cules dans les canaux déférens et dans un testicule.

POUGAT, âgé de 32 ans, d'une constitution
lymphatique, avait contracté, en mars 1832,
une blennorrhagie qui, négligée pendant près
d'un an, fut ensuite palliée par un traitement
peu rationnel. Au mois de juin 1833, des douleurs sourdes et du gonflement se manifestè-
rent dans le testicule gauche qui augmenta de
volume. Ces symptômes avaient été dissipés à
l'aide de simples lotions et de cataplasmes
émolliens, lorsque cinq mois plus tard, le
testicule droit devint à son tour douloureux
et se tuméfia. Pougat s'en inquiéta peu et se
livra à des marches pénibles. Au mois d'août
1834, il aperçut à la partie externe du testicule

gauche, une tumeur qui s'abcéda et fournit
du pus séreux d'une odeur fétide; même in-
curie. Une nouvelle tumeur se forma bientôt
après à la partie postérieure du même organe,
elle s'abcéda et il resta un nouvel ulcère fistuleux. Des pansemens avec de la charpie et
des cataplasmes furent continués jusqu'au mois
d'avril 1835, époque à laquelle il survint une
tumeur à l'aine gauche : il prit alors conseil
d'un médecin d'Aurillac, qui ordonna des
frictions mercurielles sur les cuisses, des bains,
la tisane de salsepareille, et ouvrit la tumeur
avec la pierre à cautère. Un ptyalisme abondant força de suspendre les frictions au bout
de huit jours. Loin de tendre vers la guérison,
les testicules devinrent plus volumineux et
plus sensibles. Pougat conçut des craintes pour
son état, et se rendit à pied à Montpellier. Dès
son entrée à l'hôpital St-Éloi, où il fut admis
le 8 août 1835, il fut soumis à l'usage des
bains, des saignées locales et d'un traitement
mercuriel qui sembla exaspérer la maladie des
deux testicules. Au mois de novembre, l'affection locale commença à exercer une influence
fâcheuse sur toute l'économie. Les fonctions
digestives se firent mal; l'excrétion des urines
qui étaient devenues troubles, s'accompagna

d'une vive douleur dans la verge ; un léger
écoulement urétral persistait encore.

22 novembre. — Face altérée, anorexie,
selles difficiles et rares, borborygmes incom-
modes, hypogastre douloureux à la pression.
Deux ouvertures fistuleuses existent à l'aine
gauche ; séparées l'une de l'autre par un pouce
d'intervalle et ayant deux lignes de diamètre,
elles donnent issue à un pus de mauvaise
nature. La sonde qu'on y introduit, s'arrête à
un pouce de profondeur. Les testicules ont le
volume d'un œuf d'oie ; le gauche a plus de
dureté que l'autre, mais il est moins sensible
à la pression ; il n'est plus mobile dans le
scrotum, et présente, en plusieurs endroits de
sa surface des ulcères qui sont pansés avec de
la charpie et recouverts par des cataplasmes
émolliens.

Vers la fin du même mois, un dévoiement
opiniâtre succéde à la constipation. Rien de
remarquable jusqu'au 1er janvier 1836. Ce
jour-là, douleur aiguë à la partie postérieure
et inférieure du côté droit du thorax avec gêne
de la respiration, et autres symptômes qui révèlent concurremment avec les signes stéthos-
copiques une pleuro-pneumonie dans la région
correspondante. M. Lallemand qui a pris depuis

peu le service, la combat avec le tartre stibié
à haute dose, préférable aux saignées et aux
vésicatoires, en raison de la faiblesse du malade et de l'état de ses organes génito-urinaires.
Au bout de cinq jours elle a complétement
disparu, mais ce médicament a eu l'inconvénient d'exaspérer la diarrhée qu'on cherche à
arrêter à l'aide de lavemens laudanisés.

7 janvier. — Pougat éprouve de vives douleurs quand il urine. M. Lallemand introduit
avec facilité une sonde qu'il retire pleine d'une
matière semblable à de la bouillie : c'était du
pus mêlé avec du sang.

12. — Une nouvelle douleur se déclare au
point du thorax primitivement affecté avec
gêne de la respiration. Une application de sangsues est suivie de peu d'effet.

Depuis ce moment le pouls est resté fréquent; les pommettes ont été habituellement
colorées ; les forces ont décliné avec rapidité.

Le malade s'éteint le 17 janvier 1836.

Autopsie (22 heures après la mort).

THORAX.

Côté droit. — Épanchement pleurétique avec
adhérences d'une organisation peu avancée.

Poumon très pâle, en quelque sorte exsangue, excepté dans son lobe inférieur qui est très injecté et un peu ramolli. — *Côté gauche* parfaitement sain. Le cœur et son enveloppe n'offrent non plus aucune altération.

ABDOMEN.

Sérosité abondamment répandue dans le péritoine qui offre des traces d'une inflammation chronique. Il est très injecté, épaissi et farci de granulations tuberculeuses jaunes plus volumineuses et plus rapprochées à mesure qu'on s'avance vers le bassin où la séreuse est d'un rouge noirâtre. Épiploon ratatiné et comme roulé en boule.

Surface des intestins généralement injectée; la courbure sigmoïde du colon et le rectum sont d'un noir foncé, comme charbonné; des ulcères existent à la surface interne de l'iléum, et augmentent de nombre et d'étendue vers la valvule ilio-cœcale. D'autres plus petites se rencontrent dans le colon ascendant. Elles sont entremêlées de taches noires qui annoncent d'anciennes cicatrices. Elles disparaissent dans le colon transverse et une partie du colon descendant jusqu'à la fin de sa courbure, où se rencontrent deux perforations distantes d'un

pouce l'une de l'autre, à bords lisses, arron-
dis, noirâtres; elles ont près d'un pouce de
diamètre; elles sont transversales et semblent
résulter de l'écartement forcé de deux plis
valvulaires. Elles correspondent à l'endroit où
vient finir le trajet fistuleux sous-péritonéal,
dont l'origine commence évidemment à la fistule inguinale. Le tissu cellulaire qui entre
dans la composition de ce trajet, est condensé
et de couleur noire. Au-dessous des deux perforations indiquées, se dessinent des ulcérations
d'un rouge brun de plus en plus nombreuses
à mesure qu'on se dirige vers la fin du rectum.

ORGANES GÉNITO-URINAIRES.

Les *reins* ont leur tissu flasque; leur *bassinet* est rempli de mucosités purulentes ainsi
que les deux urétères. — *Vessie* petite; ses
parois ont trois lignes d'épaisseur; sa membrane interne est épaissie et rougeâtre. La
portion de l'urètre comprise entre le bulbe et
la prostate offre une injection très prononcée,
celle embrassée par le corps prostatique est
convertie en une ouverture alongée, condui-
sant à une cavité plus vaste qui n'est autre
chose que la coque fibreuse de ce corps
dont le parenchyme a été presque compléte-

ment détruit; le col de la vessie et une partie de
son bas-fond se trouvent ainsi minés en dessous,
par une excavation pleine de pus, et dans laquelle s'ouvrent directement les vésicules séminales par un hiatus de 5 à 6 lignes de diamètre. Il ne reste plus de traces des canaux
éjaculateurs au milieu de cette énorme destruction de toutes les parties. Les *vésicules
séminales* sont remplies d'une matière purulente qui est sanieuse et noirâtre dans la gauche, tandis qu'elle est jaune dans la droite.
Il ne reste du testicule gauche qu'un moignon
en forme de calotte de sphère, converti en
une sorte de bouillie noirâtre, sans vestiges de
vaisseaux séminifères. Le testicule du côté
opposé, du volume d'une pomme reinette,
ovoïde, régulier, offre de très gros noyaux
de matière tuberculeuse, blanche, jaunâtre,
séparés par de simples lignes de substance
testiculaire. Ces masses purulentes concrétées
résistent à l'action du bistouri, comme du
fromage un peu consistant; une d'entr'elles
est à moitié changée en un pus liquide. On
rencontre aussi du pus liquide dans le conduit
déférent correspondant dont les parois ont
augmenté d'épaisseur, et dont la cavité contient çà et là des cylindres de substance jau-

nâtre, d'autant plus concrets qu'on se rapproche du testicule. Des adhérences existent
entre les feuillets de la tunique vaginale du
même testicule, excepté en quelques endroits
où de la sérosité est accumulée.

Réflexions.

Il importe ici de ne pas oublier que tout a
débuté par une blennorrhagie ; or, on sait
que le siége principal des écoulemens réside
dans la portion du canal correspondante à la
prostate qui est composée d'une multitude de
follicules muqueux. Pougat a négligé cette
blennorrhagie et a travaillé : une inflammation
est survenue dans le testicule gauche, elle a
été peu soignée encore, et il est venu s'y
joindre une phlegmasie de la glande du côté
opposé. C'est alors qu'il est venu demander
des soins à l'hôpital St-Éloi.

La prostate était, comme nous l'avons vu,
entièrement détruite, réduite à sa coque fibreuse, à tel point que son ouverture de communication avec le canal avait plus d'un pouce de
diamètre. Les vésicules séminales étaient plei-
nes de pus ; celui contenu dans un des canaux
déférens devenait de plus en plus concret à
mesure qu'on avançait vers le testicule; ici

dense, compacte, plus lié dans le canal déférent, il devenait tout-à-fait liquide dans les
vésicules séminales. Comment interpréter la
matière tuberculeuse observée? Tout devient
d'une clarté remarquable, si l'on a recours à
l'inflammation. On ne saurait contester cette
dernière : elle s'est étendue de l'urètre à la
vessie, et de là est remontée par les urétères
jusqu'aux bassinets. Les reins étaient encore
intacts, ce qui s'explique par la direction ascendante de la phlogose. Elle s'était propagée
d'une autre part, à une époque plus ancienne,
à la prostate, aux canaux éjaculateurs, aux
vésicules séminales, aux canaux déférens, aux
testicules, et à la tunique vaginale, qui a
présenté un épanchement séreux là où des
adhérences n'ont pu s'établir, de même qu'on
l'observe dans la plèvre.

Les vives douleurs qui accompagnaient,
pendant la vie, l'excrétion de l'urine, étaient
déterminées par la pénétration de ce fluide
dans la cavité prostatique. La sonde entrait
facilement dans cette dernière au lieu d'arriver
dans la vessie : on aurait pu se méprendre, si
la matière purulente épaisse, bourbeuse, que
ramenait la sonde et le défaut d'évacuation des
urines n'avaient indiqué de grands désordres

qui commandaient une sage circonspection.

Quant à l'abcès qui s'était formé à l'aine et qu'on avait pris pour un bubon, il a résulté de la perforation ulcéreuse de l'intestin dans un point où il n'était pas recouvert par le péritoine. Le pus a fusé sous cette membrane dans la direction des vaisseaux iliaques externes [jusqu'à la région inguinale gauche où s'était formée une ouverture fistuleuse. Des gaz et des fluides fécaux en étaient sortis d'après le récit du malade.

OBSERVATION 6ᵐᵉ.

—

Carie scrophuleuse du sternum. — Tubercules dans le cœur et dans la plupart des organes.

Térisse, cultivateur, âgé de 48 ans, entra à l'hôpital Sᵗ-Éloi le 28 décembre 1833, portant à la région sternale une tumeur qui avait succédé à une contusion violente reçue six mois auparavant sur cette partie. La tumeur avait fait successivement des progrès, était devenue molle, fluctuante et avait donné lieu, en s'ouvrant spontanément, à un ulcère fistuleux d'où s'échappait une grande quantité de pus fétide, surtout pendant la toux qui était fréquente et sèche. Respiration gênée, expectoration; état fébrile, décubitus sur le côté gauche; détérioration générale de l'économie indiquée par l'aspect sale et terreux de la peau et par une maigreur générale. Le 30 décembre une ponction pratiquée dans un point ramolli de la tumeur sternale donne issue à une grande quantité de pus caillebotté et laisse une ouverture fistuleuse. Le malade éprouve les jours suivans une fébricule avec exacerbation le soir, et en même tems de la douleur dans tout le côté droit de la poitrine. Il avait eu quelques années auparavant une double pleurésie. Les nuits sont mauvaises : une suppuration très abondante et fétide est fournie par les ulcérations; les forces vont en s'affaiblissant; les pommettes sont habituellement colorées; la respiration est très gênée et la toux fatigante. Térissé s'éteint dans le marasme, le 25 janvier 1834.

Autopsie le 26 janvier (18 heures après la mort).

POITRINE.

La peau qui recouvre la tumeur sternale est décollée. La portion spongieuse de l'os est envahie par de la matière tuberculeuse; et l'os

lui-même est percé d'une ouverture de 4 lignes
de diamètre, qui fait communiquer la tumeur
extérieure avec les masses tuberculeuses entremêlées de pus liquide qui s'étaient développées dans le médiastin antérieur.

Plèvre droite renfermant une grande quantité de sérosité purulente, criblée, de même que
la gauche, d'une quantité considérable de points
jaunes tuberculeux, consistans, de forme et
de volume lenticulaires.

Poumons remplis de noyaux tuberculeux
crus, disséminés, de consistance assez ferme,
et réunis en grappe en certains endroits sous
forme miliaire. Ganglions bronchiques volumineux, convertis dans une moitié en une
matière tuberculeuse jaunâtre, tandis que
l'autre moitié est d'un beau noir.

Le cœur contient deux tubercules du volume
d'une noix et à l'état concret, dont l'un siège
près du sillon oriculo-ventriculaire gauche,
tandis que l'autre est placé près de la pointe
du ventricule du même côté. Adhérences des
deux feuillets du péricarde dans les deux endroits correspondans à ces tumeurs ; on ne sépare ces feuillets qu'en rompant des filamens
nombreux qui vont de l'un à l'autre.

ABDOMEN.

Épanchement de sérosité ; mésentère, parois
des intestins et foie tuberculeux : pancréas
occupé par une énorme masse tuberculeuse
ramollie, de consistance de fromage cuit. Sous
la convexité de la rate se trouve une dépression, une cicatrice à laquelle vient adhérer
l'épiploon.

Réflexions.

Nous arrêterons principalement notre attention sur les adhérences du péricarde qui existent seulement dans les points occupés par
les deux noyaux tuberculeux. Les adhérences
comportent nécessairement dans leur formation
le concours de l'acte inflammatoire, et l'on ne
saurait dire ici que l'inflammation a été postérieure en date à la production du tubercule,
puisque celui-ci était à l'état concret. C'est évidemment la même inflammation locale et circonscrite du cœur qui a produit à la fois le
tubercule et les adhérences : l'étendue des
deux productions normales était exactement
la même.

Les observations qu'on vient de lire ne sont pas sans intérêt pour l'étude de la formation des tubercules. D'autres faits non moins instructifs auraient pu prendre place à côté d'elles. Disons toutefois que l'utilité de ces derniers n'aurait pas compensé l'inconvénient de donner une étendue trop grande à ce travail, puisque d'ailleurs nous pouvons leur emprunter ce qui a trait à l'histoire anatomo-pathologique du tubercule, dans le résumé suivant de ce que nous avons observé de relatif à cette formation morbide.

En examinant certains poumons, nous avons trouvé disséminées à leur surface des taches purpurines, arrondies, correspondant à des noyaux d'engorgement sanguin dont le volume offrait tous les intermédiaires entre celui d'un pois ou même d'une lentille et celui d'une noix. Ce premier degré de l'inflammation aiguë et circonscrite du poumon est décrit avec détail dans l'observation n° 3.

A côté de ces petits phlegmons, d'autres fois en leur absence, nous avons distingué, au centre d'une infiltration rouge, des points jaunes ou blanchâtres. Cette partie centrale consistait en une gouttelette de pus qu'on pouvait déloger facilement du godet où elle était déposée, mais

9

il n'était pas rare de la voir adhérer avec quelque ténacité au tissu qui la contenait, et présenter alors une forme solide. On assistait
ainsi au moment où la suppuration s'établissait
dans le point central, premier endroit qui
devait suppurer par la raison qu'il avait été
le premier enflammé. (Voyez encore l'observation 3e).

En d'autres endroits où l'inflammation avait
fait de plus grands progrès, on rencontrait
du pus liquide en plus grande quantité, et
sous deux apparences différentes : ici, il était
infiltré, là, il était réuni en un petit foyer.
Dans le premier cas, emprisonné dans des
cellules séparées, on le voyait sourdre sous
forme de gouttes de rosée à la surface des
deux tranches obtenues par l'incision de la
masse globuleuse et hépatisée du tissu pulmonaire correspondant (hépatisation grise) : la
pression latérale était souvent nécessaire pour
faire sortir le pus des cellules; d'autres fois
on le voyait s'en échapper aussitôt que la lame
du scalpel avait opéré la section. Dans le second
cas, c'est-à-dire, lorsqu'on rencontrait du pus
réuni en un petit foyer, une incision déterminait à l'instant même son évacuation complète.

Dans les tumeurs formées par du pus ainsi
infiltré ou bien réuni en foyer, une matière plus
consistante, d'un jaune orangé, ou blanchâtre,
semblait quelquefois avoir pris la place de
ce dernier. Ailleurs, l'épaississement de cette
matière s'était tellement accru, qu'elle était
devenue semblable à du plâtre desséché, à de
la craie. Criant sous le scalpel, elle ne pouvait être énucléée qu'en bloc du tissu qui la
recélait.

D'autres fois, des excavations creusées dans
le poumon contenaient à la fois une matière
condensée, résistante, et une autre fluide.
Autour d'elles existaient toujours des points
jaunâtres en plus ou moins grand nombre.

Enfin, dans plusieurs circonstances, la matière tuberculeuse était environnée d'une poche
membraneuse, d'un véritable kyste.

Les diverses nuances qui viennent d'être
mentionnées ne s'observaient guères isolées; le
plus souvent elles coexistaient en grande partie
dans le même organe. Il n'était pas rare de les
trouver toutes ensemble, l'une à côté de l'autre,
et de pouvoir ainsi examiner leurs transitions.

Les mêmes remarques s'appliquent, à peu
de choses près, à ce que nous avons observé
pour les tubercules du foie, des vertèbres et

des autres organes. Les variétés de texture
rendaient compte de tout ce qui n'était pas
exactement analogue.

Ajoutons que tous les individus chez lesquels
nous avons trouvé, à l'autopsie, les altérations
décrites, ont présenté sans exception des circonstances qu'il serait peu convenable de né-
gliger. Le plus grand nombre portait tous les
attributs du tempérament lymphatique ou scrophuleux. Ceux dont la charpente et d'autres
caractères physiques indiquaient qu'ils avaient
reçu en naissant une organisation vigoureuse,
avaient été plus tard détériorés par des causes
débilitantes qui avaient long-tems exercé sur
eux leur influence. (Séjour dans les hôpitaux
et les prisons, mauvaise alimentation, ona-
nisme, etc.)

Pour expliquer maintenant la pathogénie du
du tubercule, il n'y a qu'à traduire en quelque sorte la série des faits précités.

Nous voyons d'abord une inflammation peu
étendue, circonscrite, bien différente, par
conséquent, de celle qui envahit chez un sujet
sanguin une grande étendue d'organe. C'est la
différence des états de l'organisme qui explique
celle de l'intensité de la phlogose produite
par une même cause : soumis à l'action de cette

dernière, le poumon d'un individu pléthorique, ευσαρκος, comme dit Hippocrate, s'infiltrera de sang et de pus depuis la base jusqu'au sommet, pendant que chez un sujet lymphatique, il ne se manifestera, à cette même occasion, que des pneumonies partielles, bornées à un petit espace, et ne produisant que des symptômes peu prononcés, de la toux, des crachats avec des stries de sang, etc.

Dans ces inflammations disséminées du poumon dont la résolution est rare parcequ'il manque pour cela une réaction suffisante, une sécrétion purulente vient à se former. Chaque molécule de pus est séparée de sa voisine par une cloison membraneuse formée par le tissu cellulaire de l'organe : une hépatisation jaune circonscrite a succédé à l'hépatisation rouge. Quelquefois les parois des cellules, ramollies par la phlogose, se déchirent, et le pus qui était disséminé dans un certain nombre d'aréoles se trouve réuni dans une seule cavité : un abcès unique a remplacé 4, 6, 8 petits abcès. La substance du poumon se trouvant richement pourvue de tissu cellulaire, trouve dans cette organisation une grande facilité à se laisser distendre : aussi l'action mécanique du pus qui opère la distension des aréoles est-

elle à peu près nulle pour aider à leur rupture
et à la formation d'un foyer commun. Cette
structure anatomique est ici rappelée parce
qu'elle rend compte à la fois et de la rareté
des vomiques et de la disposition très grande
du poumon aux tubercules.

La matière purulente, infiltrée ou réunie
en foyer (ce dernier cas est plus rare), se con-
dense de plus en plus par l'effet de l'absorption
incessante à laquelle elle est soumise et qui
s'exerce d'abord sur ses parties les plus ténues :
elle se transforme peu-à-peu en une masse compacte, ressemblant, à du plâtre gâché ou au
fromage le plus ferme : c'est là ce qu'on ap-
pelle le tubercule *à l'état cru.*

Parvenu alors à la 2e *période*, le tubercule
reste plus ou moins long-tems stationnaire ;
mais il subit tôt ou tard une des deux terminaisons suivantes : ou il devient une masse cal-
caire à peu près innocente pour l'économie,
ou bien une nouvelle inflammation s'en em-
pare et en détermine la fonte.

Dans le premier cas, la matière tuberculeuse
qui n'est autre chose que le pus dépouillé par
les vaissaux absorbans de ce qu'il leur était
plus facile de soustraire, c'est-à-dire, de la sérosité, devient peu-à-peu plâtreuse, desséchée,

par l'action continue de la même absorption
dont le dernier terme est de réduire le pus aux
sels calcaires qui entrent dans sa composition.
Or, c'est ce résidu pierreux, crayeux, réfrac-
taire à l'absorption qui constitue le tubercule
dit *crétacé :* les analyses chimiques de M. Thénard (1) ont fait voir précisément que le tubercule qui à l'état de crudité donne sur 100 parties 98 de matière animale, pendant que le
reste consiste en phosphate et carbonate de
chaux, muriate de soude et un peu d'oxide
de fer, fournit à l'état crétacé des proportions
inverses. Le tubercule ainsi arrivé à une consistance pierreuse ne saurait être confondu avec
le tissu osseux : il a moins de dureté que ce
dernier, il s'écrase facilement par la simple
pression des doigts. Lorsqu'on soumet le tissu
osseux à l'action des acides, le phosphate de
chaux est éliminé, et il ne reste plus qu'une
base, une gangue animale qui, analysée elle-
même, fournira de la gélatine, etc. Or, cette
base, ce réseau animal ne se rencontrent pas
dans les tubercules crétacés. Il n'est pas inutile
d'insister sur ces caractères opposés, parce
qu'on a confondu les *granulations* miliaires,

(1) Au Collège de France.

demi-transparentes, cartilagineuses, formées
d'une substance gélatino-albumineuse, avec les
vrais tubercules, quoiqu'il existe entr'eux une
différence bien tranchée. La terminaison des
granulations miliaires est toujours l'ossification,
jamais la suppuration et la phthisie. Les tubercules crétacés, au contraire, qui sont très
probablement l'altération élevée par Bayle au
rang d'une maladie séparée, sous le nom de
phthisie calculeuse, ne sont point susceptibles
de s'enflammer.

La seconde terminaison, c'est-à-dire le *ramol-*
lissement du tubercule, est malheureusement
bien plus fréquente que la précédente : elle
constitue la 3e période. Nous nous sommes
arrêtés au point où le tubercule n'est autre
chose que du pus concrété dans les mailles
du tissu aréolaire : c'est alors une substance
inerte, faisant l'office d'un corps étranger,
en ce sens qu'elle gêne par sa présence les fonctions de l'organe, mais différant de ce corps
étranger, comme serait une balle par exemple,
en ce qu'elle participe à la vie au moyen des
vaisseaux qui parcourent la gangue cellulaire
où elle est contenue. Vienne une nouvelle inflammation de l'organe pulmonaire, elle s'éta-
blira le plus souvent et par préférence dans

la trame vivante qui enveloppe la matière tuberculeuse déjà existante, et qui a subi déjà une
fois l'épreuve inflammatoire. Ce n'est pas le
pus qui s'enflamme, mais bien au contraire
la trame cellulaire; elle seule en effet participe
à la vie et reçoit, des parties voisines, des
vaisseaux sanguins : on peut voir ces derniers,
au moment de cette inflammation, former une
atmosphère injectée entre le tubercule et le
tissu de l'organe. Le pus ancien, ne se trouvant plus emprisonné dans la gangue paren-
chymateuse ramollie et détruite par la phlogose nouvelle, se mêle au pus liquide fourni
par celle-ci : le premier offre alors des débris
solides, caséeux, tenus en suspension dans
le second. Ainsi fondu, le tubercule n'est
plus susceptible de faire partie de l'organisme,
de se combiner de nouveau avec les tissus envi-
ronnans, puisqu'il ne reste plus rien de ce
réseau cellulaire qui le faisait participer à la vie
de ces derniers : il devient une substance offen-
sante qui doit être nécessairement expulsée.

Le plus souvent, en même temps qu'un
tubercule tombe en déliquescence, la substance pulmonaire qui l'environne s'infiltre de
pus, et il se forme de nouveaux tubercules :
l'identité de caractère de l'inflammation nou-

velle et de l'ancienne explique très bien celle
de leurs résultats. Dans le groupe des tubercules miliaires qui s'observent alors autour
des tubercules fondans, ceux qui sont les plus
voisins du point central peuvent à leur tour
se confondre avec ce dernier, et par suite de
cette marche successive donner lieu à des
cavernes considérables.

Le caractère destructeur de l'inflammation
qui préside à la fonte tuberculeuse, est une
conséquence de la loi en vertu de laquelle
tous les tissus accidentels, formés par des
matériaux sans analogues dans l'organisme,
se détruisent par l'inflammation. Dans le tubercule, de même que dans le cancer, on
voit d'abord les produits liquides de la phlogose s'épancher, plus tard se condenser et
finir enfin pour faire corps avec le tissu cellulaire de la partie. Les aréoles de ce tissu
vivifient en quelque sorte les matières insolites
qu'elles contiennent; mais, tout en participant
à la vie, elles ne jouissent plus de toutes leurs
conditions physiologiques. Étouffées, pour
ainsi dire, par les produits qu'elles contiennent, elles ne sont plus aptes à subir les effets
ordinaires de l'acte inflammatoire : lorsque
celui-ci surgira, sa marche ne saura être fran-

che, et son terme obligé sera la destruction
des tissus. Que si, au contraire, les tissus de
nouvelle formation ne sont que des répétitions
des tissus normaux de l'économie, ils éprouvent, sous l'influence de la phlogose, des effets absolument semblables à ceux que l'on
remarque, en pareille circonstance, dans les
mêmes tissus normaux. Cette autre loi d'anatomie pathologique explique pourquoi les granulations miliaires, demi-transparentes, etc.,
deviennent successivement fibro-cartilagineu-
ses, cartilagineuses et enfin osseuses.

Les kystes, dans lesquels sont renfermés
quelquefois les tubercules, ne se forment pas
par un mécanisme différent de celui des abcès
ordinaires. Nous avons vu qu'aux gouttelettes
de pus disséminées dans les mailles du tissu
cellulaire peuvent succéder des collections
produites par le ramollissement et la rupture
des cellules. Il se fait alors un refoulement,
une condensation des parois qui circonscrivent
la cavité unique, par suite de l'augmentation
de la quantité de pus qu'elle contient. Bientôt
les parois de cette cavité se tapissent d'un
tissu floconneux, tomenteux, qui s'organisent
en membrane, en kyste. Chez un sujet dont
nous avons recueilli l'observation dans les sal-

les de M. Lallemand, le foie nous présenta, à
l'autopsie, un tubercule du volume d'une noi-
sette, ayant la consistance du plâtre gâché et
renfermé dans un kyste, de la circonférence
duquel partaient des prolongemens caudaux et
sinueux remplis de la même matière. Après
avoir enlevé celle-ci, on distinguait nettement
le revêtement fibreux. Dans cette circonstance,
il paraissait évident que les choses s'étaient
passées de la manière suivante : le pus infiltré
dans le tissu de l'organe, s'était déjà réuni en
un foyer commun dans la partie centrale où
avait commencé l'inflammation. Des petits abcès de date postérieure s'étaient développés
en s'écartant successivement de ce point de
départ. Or, il est venu un moment où l'inflammation s'est arrêtée · un kyste s'est trouvé
formé à l'endroit où la réunion des petits
foyers en un seul a eu le tems de s'effectuer;
tandis que ceux qui s'étendaient plus au loin
n'ont pu réaliser la même fusion avec leurs
voisins, et ont gardé la disposition qu'ils avaient
au moment où leur marche progressive vers
les prolongemens adjacens a été brusquement
interrompue.

En jetant les yeux sur les tubercules des
autres tissus de l'économie, quels qu'ils soient,

on les voit suivre la même marche que celle
qui vient d'être tracée. Détailler les observations d'anatomie pathologique qui prou-
vent la vérité de la théorie mentionnée, serait
une tâche qui dépasserait les bornes d'un mémoire.

Contentons-nous d'examiner les tubercules
sous-cutanés dont le développement et les progrès sont entièrement du ressort des sens.
Tous les auteurs ont observé que les engorgemens scrophuleux des ganglions du cou, de
l'aisselle, des aines, naissent sous l'influence
d'une inflammation des parties qui leur sont
voisines. Ainsi, dans l'enfance, à cet âge où
s'exécute le travail des deux dentitions, nous
voyons les sujets lymphatiques principalement
avoir au cou des tumeurs ganglionnaires dont
le développement a été presque toujours précédé et déterminé par la présence de teignes,
de croûtes laiteuses, et autres inflammations
des tégumens épicraniens. Depuis la puberté
jusqu'à l'âge de cinquante ans, ce sont les
ganglions de l'aine qui deviennent le siége fréquent d'engorgemens scrophuleux, et leur
apparition reconnaît, pour cause, des inflammations du scrotum, du prépuce, du périnée,
des membres abdominaux, etc., ou bien en-

fin, se sont les ganglions de l'aisselle qui sont
affectés de la même manière à la suite d'un
panaris, etc. On voit d'après ce premier aperçu, que c'est presque toujours à l'inflammation que remonte évidemment l'origine première des tubercules qui se forment dans les
ganglions sous-cutanés. Ces derniers se tumé-
fient, deviennent sensibles, surtout à la pression : d'autres fois, ils sont indolens et ne
provoquent aucune réaction fébrile, ce qui
leur a fait donner le nom de tumeurs froides.
La marche sourde, chronique, de cette inflammation, bien différente de celle qu'on remarque
dans le phlegmon, a fait nier son existence par
les observateurs inattentifs. Après avoir été
plus ou moins long-tems stationnaires, suivant
la susceptibilité des sujets, les tumeurs scro-
phuleuses des ganglions deviennent le siége
d'une nouvelle inflammation qui a les mêmes caractères de lenteur et de chronicité
que celle qui a présidé à leur formation, et
qui a pour résultat inévitable la fonte de la
masse du pus concrété. Dans cette période de
déliquescence que l'on a prise généralement
pour point de départ de l'histoire des tubercules, sans tenir aucun compte de ce qui avait
précédé, le tissu cellulaire, servant de gangue

à la matière tuberculeuse, ne jouit pas d'une assez grande vitalité pour résister à l'inflammation nouvelle, il périt dans cette épreuve et apparaît sous forme de lambeaux ou de mèches, lors de l'évacuation naturelle ou artificielle des produits de l'inflammation nouvelle et de l'inflammation ancienne. La démonstration de l'origine inflammatoire des tubercules se trouverait dans ce tableau seul, exposé tous les jours à nos yeux, si leur étude nécroscopique dans les autres tissus ne fournissait l'exhibition des mêmes phénomènes.

Le raisonnement nous oblige déjà à admettre que le liquide sécrété dans un point enflammé, et devenant plus tard de la matière tuberculeuse, ne peut être autre chose que du pus. Voyons maintenant si l'analyse chimique confirmera cette identité de nature entre les deux substances.

Le pus, récemment sorti d'un phlegmon, mis en contact avec de l'acide sulfurique, se dissout, et forme un liquide transparent, de couleur purpurine : en ajoutant de l'eau, on obtient un précipité qui présente tous les caractères du pus. Traité de nouveau par l'acide, il se comporte de la même manière que précédemment et se précipite par l'addition de l'eau :

les mêmes phénomènes s'observent successivement autant de fois qu'on veut les reproduire.
Le même précipité, soumis plusieurs fois à
l'ébullition, ne perdra aucun des caractères
du pus. Seulement, à chaque ébullition, une
portion du liquide viendra à se troubler : ce
qui paraît dépendre de la décomposition de
certains matériaux qui sont unis au pus. Celui-
ci en effet ne forme pas un tout parfaitement
homogène. Il est composé, d'après Schwilgué,
d'albumine à un état particulier, de matière
extractive, d'une matière qui se rapproche
beaucoup de l'adipocire, de soude, de muriate,
de soude, de phosphate de chaux et d'autres
sels. La nature de la matière extractive est
encore mal connue : c'est, d'après la plupart
des chimistes, un mélange d'albumine et de
fibrine avec prédominance de la première.

Voici maintenant ce qui a été observé par
MM. Lallemand et Bérard dans plusieurs analyses qu'ils ont faites de la matière tuberculeuse :

Malaxez de la matière tuberculeuse avec de
l'eau, vous aurez un mélange trouble qui pressé
dans un linge se sépare en deux parties distinctes : l'une, qui reste dans le nouet, s'y
dessèche et a tous les caractères d'une ma-

tière animale offrant au microscope la trame
aréolaire d'un tissu et contenant de la fibrine, d e l'albumine; l'autre, qui se tamise à
travers le linge, a toutes les apparences du
pus : c'est un liquide visqueux, de couleur
jaunâtre, laissant, après la décantation, un
dépôt qui, traité par l'acide sulfurique se dissout en offrant une couleur cramoisie et se
précipite par l'addition de l'eau. Le même dépôt, soumis aux épreuves de ce genre multi-
pliées à volonté, donnera invariablement des
résultats semblables, et subira en outre des
ébullitions répétées sans perdre aucun de ses
caractères : ce sera toujours du pus. M. le Pr
Lallemand s'étant servi un jour, dans ces expériences chimiques, de tubercules qu'il avait
tenus conservés pendant six ans dans de l'al-
cool concentré, s'avisa de mettre sous le nez
le dépôt purulent au moment où il l'exposait
pour la cinquième ou sixième fois au contact de l'acide sulfurique, après un même
nombre d'ébullitions. Il fut frappé de l'odeur
douceâtre, nauséabonde, particulière au pus
sortant d'un phlegmon, que développa dans
cet instant l'action de l'acide.

La matière animale qui, d'après l'analyse
de M. Thénard, entre pour 98 parties sur 100

10

dans la composition du tubercule n'est autre
chose, d'après M. Lallemand, que la gangue
où est déposé le pus concret, et celui-ci doit
en être dépouillé, si on veut le mettre en contact immédiat avec les réactifs chimiques.
C'est cette matière gélatino-albumineuse qui
est la seule susceptible de se transformer
en couenne, en fausse membrane et de former des adhérences. Or, si cette matière se
trouve à l'état cloisonné, feutré, emprisonnant
la matière tuberculeuse dans ses aréoles, on
est en droit de conclure que le tubercule résulte de la condensation de ces deux matières
hétérologues. Cette condensation se fait 1º
par absorption de la matière aqueuse; 2º par
influence nerveuse.

De tout ce qui précéde ressort évidemment
l'origine inflammatoire du tubercule. Mais ce
serait s'écarter étrangement de la vérité que
de prétendre que l'inflammation produit le tubercule, abstraction faite des modes d'organisme. Cette étiologie incomplète serait défen-
due avec peine contr'une foule d'argumens qui
lui ont été opposés avec un avantage qu'ils
perdent tout-à-fait, si on les dirige contre l'é-
tiologie exposée ici. C'est pour cela que j'ai
eu déjà le soin de noter que le travail phlogis-

tique qui précède la tuberculisation emprun-
te ce qu'il y a de spécial dans sa marche,
son intensité, ses terminaisons, aux tempé-
ramens lymphatiques plus ou moins exagérés,
innés ou acquis, des individus.

Ces deux ordres de causes ont une influence
si manifeste sur le développement de la tuberculisation que certains auteurs leur ont attribué isolément assez d'efficacité pour y suffire.
Il eut été plus conforme à l'observation de
reconnaître la nécessité de leur action simulta-
née. Qu'apprend en effet l'observation, en prenant pour exemple la phthisie scrophuleuse ou
tuberculeuse ? De l'aveu de presque tous les
praticiens, on voit d'une part, cette maladie
se développer, dans l'immense majorité des cas,
chez des individus qui présentent soit un tempérament lymphatique, soit une constitution
scrophuleuse ou détériorée par l'action prolongée des causes débilitantes, soit enfin, des
vices de conformation propres à gêner le développement et le jeu des organes respiratoi-
res. Les cas exceptionnels deviennent de plus
en plus rares par une étude plus approfondie
des circonstances qui dérobent à l'appréciation
de nos sens leur analogie d'origine avec la masse
des autres. D'une autre part, en négligeant mê-

me d'insister sur les expériences de M. *Cruveil-*
lher qui a obtenu à volonté la formation des
tubercules dans les poumons au moyen d'inflammations artificielles provoquées dans ces
organes, on ne peut nier combien est grand le
nombre des individus chez lesquels ces for-
mations accidentelles sont la conséqnence évi-
dente de la bronchite, de la pneumonite, de
la pleurésie.(M. Broussais. — *Phlegmasies*
chroniques.) On n'a refusé d'admettre la pré-
éxistence de la phlogose que par rapport au
très petit nombre de cas où la présence des
tubercules ne s'est révélée par aucun symptô-
me d'irritation. Mais si l'on tient compte de la
difficulté qu'on éprouve dans les hôpitaux pour
obtenir des récits complets et véridiques de ce
qui s'est passé pendant les années précédentes,
si l'on réfléchit aussi au grand nombre de modes et de degrés de lésions organiques dont
l'existence, silencieuse pendant la vie, n'est
reconnue qu'à l'autopsie, on sera porté à faire
rentrer ces cas en apparence insolites dans la
classe commune.

En résumé, le tubercule doit être considéré
comme le produit d'une phlegmasie suppurée
qui, par cela même qu'elle a lieu chez des individus faibles, a trop peu d'intensité pour

occuper une étendue considérable d'organe et
pour se terminer par résolution.

Il est facile de voir, d'après ce qui a été
dit, qu'en admettant l'inflammation comme
point de départ des tubercules, nous ne croyons
pas qu'il soit nécessaire, afin d'expliquer la
spécialité de son caractère, d'en séquestrer le
siége dans un ordre particulier de vaisseaux.
Cette hypothèse d'un médecin célèbre n'a été
faite que d'après les observations fournies par
les ganglions lymphatiques tuberculeux, et
c'est seulement par analogie qu'on a attribué à
l'inflammation des capillaires blancs les tubercules qui se développaient dans des parties où
n'existaient pas des ganglions lymphatiques.
Dans un cas de pleurésie suppurée, comment
se rendre compte de la formation de la matière
tuberculeuse dans un tissu cellulaire accidentel, formé de toutes pièces, au milieu de la
sérosité renfermée dans le sac séreux, si l'on
adopte la théorie de l'inflammation des vaisseaux blancs? Ce fait qui se présente assez souvent et dont on trouve quelquefois des analogues dans les péritonites, est inexplicable avec
la doctrine dont je viens de parler, et présente
la même obscurité avec celle qui admet dans
le tissu cellulaire des *germes*, déposés par une

puissance occulte au milieu des parties, et devant irrévocablement donner naissance aux tubercules, abstraction faite de l'organisme. Où est, en effet, dans les cas que nous venons de supposer, le tissu cellulaire normal contenant des germes primitifs? D'une application bien plus générale, la théorie que nous exposons embrasse tous les faits et permet de concevoir comment de la matière tuberculeuse a pu se développer dans un tissu accidentel. Sous l'influence d'une pleurite ou d'une péritonite, il s'est fait une exhalation de matière gélatino-albumineuse qui s'est transformée successivement en fausse membrane, en tissu cellulaire. Par suite du progrès de la même phlogose, l'exhalation purulente a succédé à la précédente. Ainsi, dans l'observation nº 4, où nous avons à la fois dans la cavité de la poitrine des adhérences et du tubercule, est-il possible d'admettre l'existence de deux maladies différentes? Il est évident au contraire qu'il s'agit d'un seul état morbide qui a produit suivant ses degrés deux sortes de matériaux : un tissu cellulaire accidentel et un épanchement de matière purulente qui a acquis la consistance tuberculeuse, le premier circonscrivant le second. Ajoutons que la matière tuberculeuse

trouvée, dans le cas dont il est question, a
fourni à l'analyse chimique les mêmes caractères que ceux déja exposés.

FIN.

De l'Imprimerie de M Ve AVIGNON, rue Arc-d'Arènes, 1.

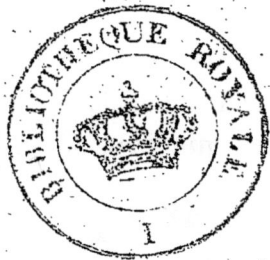